我们一起解决问题

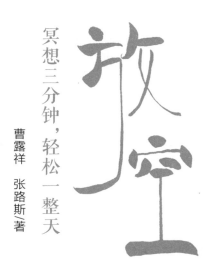

冥想三分钟，轻松一整天

曹露祥　张路斯／著

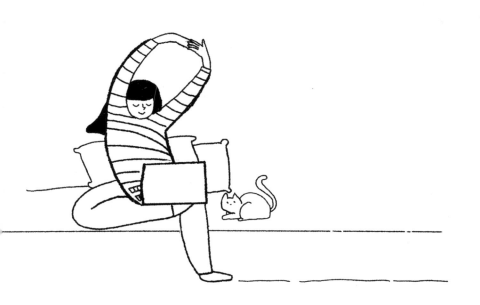

人民邮电出版社

北京

图书在版编目（CIP）数据

放空：冥想三分钟，轻松一整天 / 曹露祥，张路斯著. -- 北京：人民邮电出版社，2024.1
ISBN 978-7-115-63158-9

Ⅰ. ①放… Ⅱ. ①曹… ②张… Ⅲ. ①精神疗法
Ⅳ. ①R493

中国国家版本馆CIP数据核字(2023)第221082号

内 容 提 要

　　来自工作、生活的种种干扰和冲击，让我们的内在积累了越来越多的压力、焦虑甚至恐惧，使身体越来越沉重，效率也越来越低。通过冥想，我们可以及时地清除这些内在的淤堵，让身心重新轻盈起来。

　　本书首先介绍了什么是冥想，以及做冥想的基本方法；之后，分别介绍了如何通过冥想来释放压力、缓解焦虑、缓解不明原因的疼痛、化解内耗、消解恐惧，以及如果通过冥想来疗愈悲伤、疗愈情感创伤等。读者可以根据自己面临的问题和需求，有选择地去练习和应用。书中不仅提供了相关心理问题的根源分析和案例，还提供了完整的冥想引导语，使读者可以从根源上寻求自己内在问题的解决方案。

　　本书适合正处于压力和焦虑状态下，或者刚经历过情感创伤的读者阅读和练习。

◆　　著　　曹露祥　张路斯
　　特约策划　曹丽娇
　　责任编辑　王飞龙
　　责任印制　彭志环

◆　人民邮电出版社出版发行　　　北京市丰台区成寿寺路11号
　　邮编　100164　　电子邮件　315@ptpress.com.cn
　　网址　https://www.ptpress.com.cn
　　北京鑫丰华彩印有限公司印刷

◆　开本：880×1230　1/32
　　印张：6.875　　　　　　　　　2024年1月第1版
　　字数：150千字　　　　　　　2024年1月北京第1次印刷

定价：59.80元
读者服务热线：(010)81055656　　印装质量热线：(010)81055316
反盗版热线：(010)81055315
广告经营许可证：京东市监广登字20170147号

关于本书

我们是幸运的，这一生走上了探寻自己生命真相的道路。

之所以写这本关于冥想的书，是因为我们自己就是冥想的受益者，我们希望将这一工具介绍给更多有需要的人。这本书的前身——《十分钟冥想法》这套课程本身，其实就是我们在冥想的过程中"下载"而来的。这个"下载"，你可以把它理解为一个人在进入内在心流状态下而生起智慧的过程。

十几年来，我们不仅自己会使用冥想工具来保持觉知、自我疗愈、提升智慧，也将这一工具带给很多向我们寻求帮助的朋友，他们有的内心焦虑抑郁，有的压力过大，有的过于执着，有的身心疲惫，有的疾病缠身，有的有睡眠障碍……但只要是正确且坚持使用冥想这一工具，他们的问题都会或多或少有所改善，有些问题甚至得到了彻底的解决。

不过，之前我们只是将冥想嵌入在其他线下课程中做一些针对性的练习，一直没有将这些有效的工具整合起来变成一套系统完整的练习方法。《十分钟冥想法》课程的上线与现在这本书的出版，终于帮我们实现了这一愿望。

但就这本书而言，大家看到的内容也只是博大精深的冥想方法的冰山一角，是其中非常初阶的部分，适合新手和体验冥想不久的伙伴来学习使用，更精深的部分，我们希望以后能有机会加以系统整理，然后呈现给大家。

智慧在断舍执念的基础上由禅定中生起，这也是"戒、定、慧"的意义所在。想要获得智慧，就要学会静下来，保持定力，这就是冥想的过程。在冥想中，当我们清理掉那些沉积已久的负面情绪与负面信念之后，我们的潜意识就会清明起来、显露出来，而此时，我们就可以更好地与自己的潜意识合作，植入更加积极的信念系统，这套正向的认知，将对我们的现实生活起到积极的作用。

所以，冥想的影响是深远的，很多和我们一起坚持做冥想的伙伴都说，做了一段时间冥想后，每天生活中都会感觉莫名的喜悦，轻松了不少……大家在实践的过程中自己可以多多体会。

如何使用本书

冥想这个工具非常简单好用，它不需要你为自己做复杂的准备，你只需要每天能给自己几分钟安静独处的时间就可以了（当你有了让自己归于平静的能力之后，即便在嘈杂的市场，你也能快速进入冥想状态），然后扫描书中相应章节处的二维码，打开我们为你录制好的冥想引导音频，跟随引导去享受这几分钟的内在盛宴就好。

本书分为文字讲解部分和冥想引导语部分，其中文字讲解部分犹如一本疗愈之书，针对大家在生活中常见的问题，逐个进行了剖析讲解，这是认知调整的部分，帮助大家重新看待生命中的困难，重新树立前进的信念；而冥想引导语部分正是针对这些主题展开的，你只需要扫描相应章节后面的二维码，就可以听到与该章节主题相关的冥想引导语。

当然，这本书你不必按部就班从头读起（从未接触过冥想的朋友，最好还是先把前3章读一下），它就像是一本工具书，在需要的时候，你可以直接查找与当下状况相关的主题去阅读和冥想，如"按方抓药"一般。我们相信，这本书值得你把它长期放在枕边阅读。

本书更多的魅力需要你在使用中去发现，你的感受与成长将成为这本书真正的亮点和价值所在！

从现在开始，开启你的回归内在之旅吧！

第十七章　在冥想中学会原谅

觉醒之路——寻找内心的答案

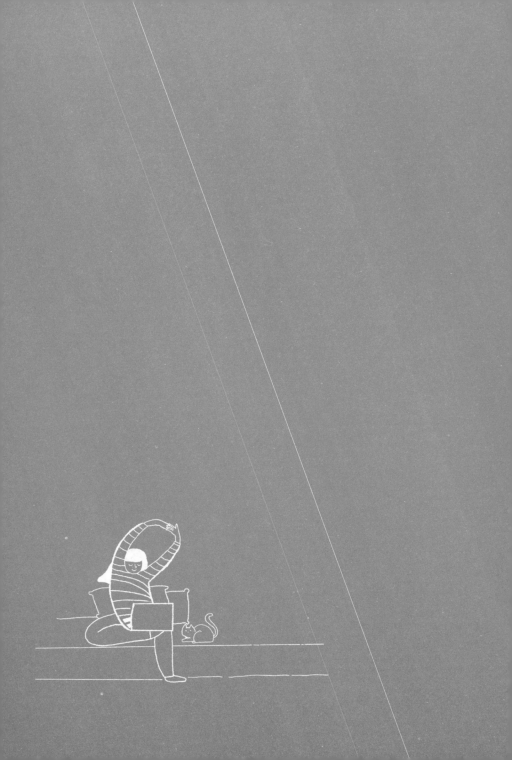

当你打开这本书的时候，证明你已经走在了自我觉醒的路上。

初见《放空》：一场缘分的开始

你可能是带着问题而来，带着困惑而来，带着期许而来。相信我，这本书不会让你失望。我们这本书有一点像哈利·波特和他的魔杖相互选择一样，它和你也是互相选择的。所以你先不要着急去翻看正文，我们先做一个测试，看看它到底适不适合你。

测试：你与这本书的契合度

下面，我们邀请你来回答以下三个问题。

☐ 第一个问题，你是否相信吸引力法则？在以往的生活中你是否体验过吸引力法则？

☐ 第二个问题，你是否认同人生就是一场能量的游戏？

☐ 第三个问题，你是否认为命运真的存在，并且我们不是任由命运摆布，我们和命运是互相影响共生的关系？

如果这三个问题你都非常肯定地回答"是"，那么恭喜你，说明我们这本书和你找到了彼此。

探索内心：问题和困惑

现在让我来猜猜看，你到底是带着什么样的问题和困惑打开这本书的。

你是不是总觉得自己的人生和自己想象的有差距？

你是不是最近一段时间发现无法控制自己的情绪、思绪，情绪和思绪总是乱飞，自己已经无能为力？

你是不是经常会感觉自己身体不适，怀疑自己生病了，但是到医院检查之后，好像又没有什么问题？

你是不是觉得自己竭尽全力去抓很多东西，但却怎么也抓不住，老是感觉自己活得很累，力不从心？

你是不是觉得自己是"什么道理都懂，但总是过不好一生"的那种人？

你是不是心里什么都明白，知道什么是对的、什么是错的，什么时候该抓、什么时候该放，但是当真的面临事件的时候，好像什么都做不到？

你是不是刚刚经历了一段不想放手的感情？

你是不是无论多成功，都还是会陷在原生家庭的羁绊当中，或者总是有一些过往想放，但却很难放下？

如果你被说中了，正在面对其中一个、几个或所有我刚才说的这些问题，那值得庆幸的是，某种缘分让你找到了这本书，可能这本书就是你苦苦寻找的那把钥匙，能帮助你打开心结，重新出发。

冥想的力量：解锁潜能与幸福

也许你会质疑，冥想真的能解决这么多问题吗？答案是肯定的。很多人也许听说过，一些大企业家或者一些著名的演员都有冥想的习惯，比如乔布斯。乔布斯在他的办公楼里有一个非常大的冥想的空间，专门用来让他去连接高维智慧。

很多人都会用冥想的方式去疗愈自己、稳定自己、拓展自己，去连接更高维的智慧。所以我们这本书不仅仅是帮你解决正在面对的、备感压力和焦虑的问题——解决问题只是我们这本书的基本作用，除此之外，这本书还会帮你发现自己的潜在天赋，帮你找到人生中最好的那条发展路径，也可以帮你找到最好的自己。

冥想融合了很多心理学的法则与知识，可以全维度地运用科学去激发你的潜意识。解铃还须系铃人，真正能够去疗愈和拯救我们的只能是我们自己。所以这本书可以帮你解决问题、缓解焦虑、提升认知、提升幸福感、提升专注力，让你可以获得想要的幸福生活。

本书的主要内容和使用方法

无论你是一个冥想小白，还是有一定修行基础的伙伴，都可以在这本书中找到对自己有帮助的方法和知识。

在这本书中，我们是从情绪切入，来引领读者认识冥想的。我们相信，每个人在生活当中都曾经历过各种各样的负面情绪，利用我们在书中介绍的方法，你可以通过冥想来疗愈自己在生活当中遇到的各种情绪问题。比如压力、焦虑，或者情感创伤，都可以通过冥想来进行自我疗愈。

与此同时，冥想还可以帮助大家来调理自己的身体，对于睡眠不好或身体疼痛等问题，我们这本书都给出了相应的冥想方法来帮助大家。

在情绪之外，我们还会从能量层面来让大家看到冥想的作用。在生活当中，很多人都会遇到能量的卡点，比如亲密关系出现了问题，财富管道出现了堵塞，或者遇到了一些不顺利的事情，这些都是能量的淤堵。通过冥想，我们可以疏通自己生活当中和自己身体当中的这些能量淤堵。

所以，这是一本每个人都能从中受益的冥想入门书，也是每个人自我调理与自我成长的工具书。

本书的内容结构

本书前面的3章，主要是介绍冥想的一些基础知识和方法，帮助大家做一个铺垫。所以，我们建议，前面这几章大家要仔细读，带着思考、带着你的心，按顺序读下来。

后面的 14 章，大家可以把它们当成是一个个拼图。每一章都像我们生命当中的一块拼图，你需要哪一块就去拿哪一块。

当你有压力的时候，你就可以去看缓解压力的冥想这一章。在这一章中，我们会帮助大家去了解压力是从何而来的，如何在冥想当中去释放和缓解压力。

当心情有些悲伤时，你可以去看有关疗愈悲伤的冥想这一章。在这一章中，我们会解密悲伤的能量能够给我们的生活带来什么，帮助大家去调理悲伤的情绪，通过冥想来释放悲伤的情绪。

当觉得不够自信，遇到了一些问题、挫折，感觉自己缺乏勇气时，你可以去看关于找回自信的冥想这一章。在这一章中，我们会告诉大家，自信的能量从何而来，如何去释放它，如何通过冥想来提升自信。

我们在书中也介绍了关于财富的冥想。财富的冥想会教会大家怎么去建立财富意识，怎么去连接到财富的能量场，怎么去释放自己的财富焦虑，不仅仅是金钱财富，也包括我们的职场财富。比如，我们怎么样去吸引工作上的机遇，去吸引新的客户。冥想可以帮助我们获取更多吸引这些机遇的能量。

我们还介绍了关于情感的冥想。情感的冥想会教会大家怎么样去释放自己的感情能量，调整自己的亲密关系。特别是对于在感情当中遇到了问题和挑战的朋友来说，做一些冥想练习是非常好的选择。

在本书的最后，我们介绍的是关于原谅的冥想。原谅的冥想会教会大家怎么样去更加了解自己的内在，怎么样去释放和提升自己的心理能量。

本书的使用方法

接下来跟大家介绍一下该如何使用本书来练习冥想。其实也非常简单，你可以在任何时间打开这本书，但也有个条件，那就是你最好在安静的、不受打扰的情况下来翻阅本书。毕竟冥想是一个静心的过程、一个自我追寻的过程、一个内在探索的过程。所以，在这个过程中不受打扰非常重要，尤其是作为冥想小白，如果能够做到不受打扰，那么就会更容易进入冥想的状态，这是关于时间的选择。

那么环境需要是什么样子呢？我们最好能够给自己营造一个安静和干净的能量场。比如，你可以在自己感觉最舒适的环境当中——客厅的沙发上或者一个专门属于自己的小空间，看书或冥想。当然，你也可以选择自己更喜欢的环境，比如花园里或者河边、山上。只要是让你觉得心情舒畅愉悦或者觉得很舒适的环境，就都很适合一边看书，一边做冥想。其实，这个环境本身对你来讲也是一种疗愈。

你也可以和自己的朋友、亲人、爱人共同来读这本书。如果两个人能够一起来做冥想，那么你们可以营造一个非常高能量的关系能量场，它会使你们的关系更加融洽，彼此了解、深入地沟通。

总之，我们随时可以开启冥想，根据实际需求来选择合适的章节，选择一个自己喜欢的环境。然后静下心来认真地去读，认真地去感受冥想引导词当中的每一句话。因为每一句话都是有能量的，是在帮助我们去唤醒自己的内在能量场。

我们的期望

最后来跟大家聊一下我们对这本书的期望和完成这本书之后的收获。如前言中所述，这本书源自我们制作的一套线上课程——《十分钟冥想法》。我们当初做这套课程的初衷是希望大家可以通过冥想来实现内心的成长，通过冥想来实现生命的觉醒，通过冥想让自己在生活当中更加开心幸福。

所以，我们的期望就是希望大家通过这套课程和这本书的学习与实践，可以更好地去处理自己的情绪，处理自己的身体问题，处理自己的能量问题，提升自己的人际关系，找到积累财富的方向，提升自己的幸福感。

另外一个期望就是，希望大家可以通过冥想的练习来更好地发现和接纳内在的自己，提升内在能量，让自己活得更有魅力。

第一章

认识冥想

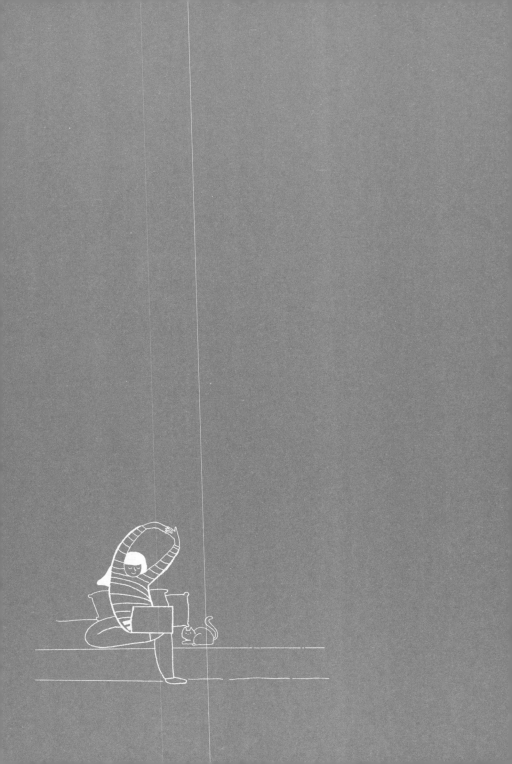

冥想是什么

在正式教大家如何练习冥想之前，我们有必要跟大家先讲一下什么是冥想。

其实早在几千年前，古印度人就曾用冥想的方式去连接大自然、连接神明。后来，在古印度的一些宗教当中，冥想就变成了一种修行的工具。可能很多现代人接触到冥想就是从瑜伽开始的。在瑜伽练习中，你会被告知关注自己的呼吸，闭上眼睛去想象一个具体的肢体动作，其实这就是在冥想，是一种比较简单的、入门的冥想形式。

冥想的方式是多种多样的，我们在本书中介绍的是通过引导的方式进行冥想，这种方式能够让冥想者与自己的潜意识深度合作，发现自己的问题在哪里，从内在去解决它们。

当面临一个无法判断对错的问题时，你可能会去咨询其他人的建议，这些建议听起来好像都正确，但你会发现，你内心依然无法确定应该怎么做。这是因为你内心缺乏明确的答案，不知道哪个是对的或错的，这时，通过冥想，我们会学会如何"内求"。

那么到底什么是"内求"呢？

这个"内求"，求的又是什么？

它在哪里？

我们如何去找到它呢？

这就是我们这本书想要告诉大家的，如何用引导的方式连接到你内在的智慧，也就是我们常说的潜意识，它会告诉你，你内心深处的那个确定的答案。

如果说人生是一场修行的话，那我们修行的目标就是不外求，也就是向内求。而冥想其实就是通过这样的一种方式，让你连接到自己的潜意识，通过潜意识去找到那个智慧的存在，获得更多智慧和能量的方法。

🧘 用一句话来总结：冥想就是你连接潜意识的通道。

千万不要小看潜意识，即使你不去连接它，它也在时时刻刻地影响着你的生活。比如，你去到一个陌生的地方，却觉得好像曾经来过，甚至第一次与某个人接触，就会莫名地很讨厌他，或者一见钟情等，这些其实都是潜意识在影响你。

如果说我们自己是自己的果，也是自己的因的话，那么潜意识既知道你的因，也知道你的果，它既知道你的来路，也知道你的去路。

我们这本书所介绍的冥想，就是用不同的方法来让你连接到潜意识的不同区域，发现你内在的答案。

在本书的一开始，你可能会觉得："哦，这个冥想很简单，我好像已经掌握了冥想的精髓了。"但是，往后面深入地读下去，你会发现被自己忘记在潜意识深处的一些事件会被翻出来，这些事件有可能曾让你悲伤、恐惧、紧张，但是请相信我，不要害怕，继续跟着冥想的引导走，它会把你所有的悲伤、恐惧和紧张，以及曾经放不下的事情，一个一个疗愈。经过了这些体验之后，你才能真正享受到后面冥想给你带来的快乐。

所以你会发现，很多取得过巨大成功的人都喜欢做冥想，因为冥想是一种内在的快乐，经过一段时间认真的练习，你会真正爱上冥想。

🧘 冥想不仅能疗愈你的过去，也能够塑造你的未来。

"不要忘记呼吸"——呼吸冥想练习

在本节，我们会带领大家做第一个最简单的入门冥想——呼吸冥想。

大家在自己的生活当中有没有关注过自己的呼吸？你的呼吸是快是慢？是深是浅？为你带来了怎样的新陈代谢？

其实呼吸是我们生命的重要动力来源，但是很多人在生活当中从来都没有关注过自己的呼吸。

几年前我去过一次秘鲁，在哪里遇见了一位来自西班牙的心理医生。我向他咨询了自己生命当中的很多困惑，最后，他告诉我一句话：

"不要忘记呼吸。"

这句话当时我没有太当回事儿，只是觉得很莫名其妙，呼吸是我们生命的本能，有什么需要记住或者忘记的呢？

可是，当我后来遇到生命中的重大挫折、困惑或者问题时，我常常想起这句话——不要忘记呼吸。我发现呼吸其实是带我们走入静心，连接我们的潜意识以及连接我们智慧的一个重要的通道，它也是我们生命向前走的一个重要动力。

所以我也把这句话转送给正在读这本书的你——不要忘记呼吸。

在所有的冥想体系当中，呼吸都是非常非常重要的一个环节。开始关注呼吸的时候，也是我们开始走入内观的时候，所以我们在正式进入冥想之旅的时候，首先要带大家来体验呼吸。

冥想呼吸的方式有很多种，在这里我先要给大家一些提示，也就是说，在冥想过程当中，大家跟随我做呼吸练习的时候，需要注意的一些细节。

在做呼吸冥想之前，我需要先和大家来做一些约定。

大家可以扫描本节末尾的二维码，来收看呼吸练习的视频。一会儿在做呼吸练习的时候，我会先用语音指令来引导大家。大家可以跟着我一起来发这个语音。然后在正式练习冥想之后，在呼吸的时候，大家可以跟着我的呼吸指令来进行吸气和呼气，也就是说，我会告诉大家吸气用多久，呼气用多久。这是对自己的呼吸保持控制和关注度的一种呼吸方式。

在开始呼吸练习之后，大家吸气要尽量吸得深一些，感觉这个气息似乎进入了我们丹田之处，也就是我们的脐下三指这个位置。当我们的气息到达这里时，不要任凭我们的小腹鼓起或者非常努力地收缩，而是要微微地对这个气息进行一点点的节制，然后再跟着我的引导进行呼气。

在这个过程当中，也许你会有一段时间跟不上我的节奏。没关系，先按照你的节奏来，再慢慢地进入到我的节奏，或者这个冥想你可以多做几次，然后慢慢地去找到这样的节奏，你只管放松你的心情，进入我们的呼吸冥想就可以了。

有的时候，一个呼吸的练习就需要我们训练很久。但是当你对你的呼吸有了控制、有了关注，能够观察和调试自己的呼吸时，你就开始有能力去调试自己的生命了，你就开始有能力去进入到自己的内心了。

🧘 呼吸是我们生命的一部分，也是我们走入自己内心的一个重要阶梯。

当你进行呼吸冥想的时候，你所有的注意力都在你自己的身体上，你不会关注外在的东西，这就是内求的开始。所以，这个呼吸冥想我们在生活当中可以多做、常做。

附：呼吸冥想引导词

接下来我们进行呼吸冥想，请你以最舒服的姿势坐好，保持脊柱直立。

慢慢闭上你的眼睛，放松你的身体。

请你和我一起来发"哦"这个音。我们要发九次，准备……开始。

哦、哦、哦、哦、哦、哦、哦、哦、哦。

接下来，请你做深深的呼吸。

深深地吸气，到你的肺底，似乎这股气，进入到你的丹田。

然后慢慢地呼气，把你的注意力放在呼吸上，先做几次这样自由的呼吸。

接下来，请你试着跟着我的节奏一起来呼吸，吸气的时候，我们数四个数；呼气的时候，我们也数四个数。

吸气，一，二，三，四。

呼气，一，二，三，四。

吸气，一，二，三，四。

呼气，一，二，三，四。

我们再把呼吸放缓，吸气，数六个数来完成；呼气，也数六个数来完成。

吸气，一，二，三，四，五，六。

呼气，一，二，三，四，五，六。

吸气，一，二，三，四，五，六。

呼气，一，二，三，四，五，六。

接下来，我们吸气，数八个数来完成；呼气，也数八个数来完成。

吸气，一，二，三，四，五，六，七，八。

呼气，一，二，三，四，五，六，七，八。

吸气，一，二，三，四，五，六，七，八。

呼气，一，二，三，四，五，六，七，八。

接下来请你用默数的方式自己完成三组这样八秒吸、八秒呼的练习。

……

好，接下来，你可以调整一下自己的呼吸，调整到你最舒服的方式。感受一下自己呼吸的深度，试着倾听一下自己呼吸的声音，顺便感受一下在吸气的时候所吸入的新鲜的、有力的能量，在呼气的时候所带走的你身体所有的污垢、垃圾，以及负面的情绪。

　　然后你可以把你的意识慢慢地带回当下，重新关注你的身体，关注周围的世界。

　　当你的意识已经回归，你就可以慢慢睁开眼睛了。

扫码收听
呼吸冥想引导词

第二章

准备冥想

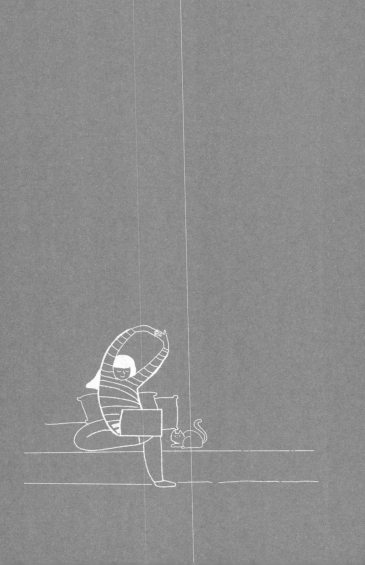

冥想前的准备

在 每次冥想之前，为了更容易达到理想的效果，
我们要做以下三个方面的准备。

第一是我们心理的准备，第二是我们身体的准备，
第三是环境的准备。

做好这三个方面的准备，我们才能够更好地进入冥
想的最深处。

心理的准备

在冥想的过程中，你可能会有很多担心的念头，以
及想到一些自己害怕的东西。因为在冥想里，你不
知道会出现一些什么样的场景，你可能会有一些莫
名的紧张，甚至会突然睁开眼睛。

这时你需要做的，就是去接受自己的紧张情绪，只有这样，这些紧张的情绪才会慢慢消失。因为在冥想中，所有你看到的东西都是你需要去面对的，不管你看到了、感受到了什么样的情绪。因此，你在冥想之前需要给自己一个心理暗示和指令，让自己在心理上做好准备，可以接受所有的让自己紧张与不安的念头和情绪。

身体的准备

我们的冥想没有那么多的身体要求，不必非要盘腿坐着或者怎么样。

你可以随便找一把椅子坐下来，甚至躺平也可以。唯一的要求是保持脊柱是直的，这样有助于你整个能量的畅通。

冥想前，身体要做的另一项准备就是放松。你可以给自己一个暗示，从头到脚逐步去放松。这种放松有助于整个能量的流通。

环境的准备

冥想对于环境其实没有太多要求，如果你是一个冥想的高手，或者经常做冥想，其实在任何场合里你都可以做，因为你可以屏蔽掉周围所有的声音。

如果你只是一个冥想的初学者，那么我建议你选择在一个非常安静的环境里做冥想。这样有助于你回到自己的内心最深处，去感受在冥想当中产生的所有信息。

你可以放一些舒缓的音乐；也可以做一些香薰，比如点一些鼠尾草香薰等；灯光不要太亮。

最开始做冥想的时候，你可能会受到很多干扰。所以这三个方面的准备是你在学习冥想之前需要提前做的。

在考试、面试前让自己放松下来——
缓解紧张的冥想练习

在第一次做冥想之前，我们建议你先做一下本节介绍的这个缓解紧张的冥想，让自己放松下来。它不仅可以缓解你第一次做冥想时的紧张，每次在日常生活当中碰到任何紧张的场景时，你也都可以用这个冥想去缓解。

在做这个冥想之前，我们邀请你去看一下，你的身体、心理和环境是不是已经做好了准备。

如果做好了，下面就可以开始了。

紧张是我们生活当中特别常见的一种情绪，这些紧张的情绪或者感觉，主要是来源于太过在意。

当对一件事情非常在意的时候，你才会非常紧张，内心当中会投入特别多的能量，内在就会出现不稳定的状况。

这时，我们可以通过冥想让自己把能量稳定下来，释放和缓解紧张的情绪。

接下来我就带大家来做这个缓解紧张的冥想。

缓解紧张的冥想引导词

请你以最舒服的姿势坐好或者躺好。

保持脊柱直立，让自己保持能量的通畅。

请慢慢闭上你的眼睛，我们来做深深的呼吸。

深深地吸气，吸到你的肺底；然后，慢慢地呼气。

深深地吸气，慢慢地呼气。请做几次这样的呼吸。

......

接下来，请再次跟着我呼吸。

深深地吸气，当你觉得自己的气息吸满之后，请不要急于把它呼出来，保持气息吸满的状

态，心中默念三个数：一、二、三。然后，慢慢
呼出。

呼气的时候，请尝试数到五个数以上。

我们再试一次。

吸气，吸满：一、二、三、四、五。

慢慢呼气：一、二、三、四、五。

好的，微微调整，再继续吸气。

吸满：一、二、三、四、五。

呼气：一、二、三、四、五。

接下来，当你呼气的时候，每数一个数，就请
用这个呼气带走你身体的一份紧张。

先从我们的肩膀开始，数到一，紧张从肩膀
流出。

数到二，紧张的感觉从你的腰背流出。

数到三，紧张的感觉，从你的臀胯部流出。

数到四，紧张的感觉从你的四肢流出。

数到五，你觉得头脑中不再有那么在意和可怕的
事情了。

吸气，一、二、三、四、五。

呼气，一，紧张流出；二，放松；三，继续放
松；四，很松弛；五，没有什么可怕的。

接下来，我会给你一点时间，由你自己来调整这个节奏，试着让自己完全地放松下来。当你数到五的时候，一定要告诉自己：没有什么可担心的。

好，请你来做这样的呼吸。

……

当你觉得身体已经放松下来了，你可以调回正常的呼吸频率：深深地吸气，慢慢地呼气。以你最舒适的方式来进行呼吸。

你是否感觉好多了呢？

请再给你自己的潜意识注入这句话：没有什么可担心的。在心中默念三遍。

当你感觉舒服多了，放松多了，就可以慢慢地专注于你的身体，关注你的周围，把意识慢慢拉回当下。然后，慢慢地睁开你的眼睛，回到当下的世界。

扫码收听
缓解紧张的冥想
引导语

这个冥想的时长，大家可以根据自己的实际情况缩短或者是延长。

如果你觉得真的很紧张，那么你可以让做这个冥想的时间更久一点，让自己的能量彻底稳定下来之后再结束冥想。

在生活当中，无论是在考试、面试之前，还是在约会之前，都可以来做这样一个缓解紧张的冥想。它会成为你生活当中特别重要、特别好用的一个工具。

第三章

唤醒自己的潜能——
疏通生命的脉轮

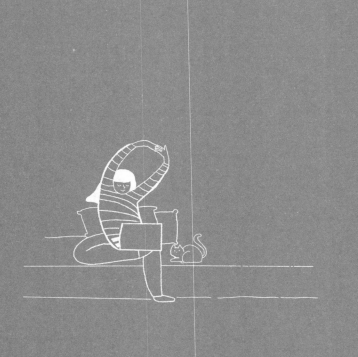

生命能量的出入通道——脉轮

前两章的内容，是带大家认识冥想，了解做冥想之前需要做哪些准备和练习。从本章开始，我们要更深入地去体验冥想的实质。

在本章之后的内容里，我们会经常提到一个词——脉轮，而脉轮是我们人体当中一个非常重要的能量通道。

除了我们能看到的自己这个有形的身体之外，其实还有一个非常重要的能量体在影响着我们。我们常说生命是一场能量的游戏，在这一节，我们将给大家讲明白，能量到底是什么，它是如何影响我们的日常生活的。

要想把人生的游戏规则想明白，实现想要的人生目标，你必须搞懂什么是能量；要想连接更高维度的智慧，你也必须搞懂能量是如何运作的。所以本节的内容至关重要。

能量对人生的影响

下面我大概跟大家解释一下能量对我们人生的影响。

比如，你跟几个朋友在一起聚会，可能聊得很开心，突然间进来了一个你不喜欢的人，这个时候你会发现，这个能量场已经变了，也就是说，这个变化其实已经影响到了你的情绪，你的能量也已经被改变了。

从这个简单的例子大家可以看到，我们的人生时时刻刻都在被周围的能量干扰。

再比如，你跟一个人气场不合，你会发现你跟他聊不来，他会扰乱你整个的气场。跟这个人接触后，你可能会心情不好，也可能会思维混乱。

再比如，你碰到了一个控制欲很强、经常打压你的人。你跟他一起聊天，会觉得自己什么话都不敢说，而且你会很害怕，这个就是你的能量场完全被压制了。

所以我们说能量对于我们的人生来说非常重要，你不得不承认，能量高的人一定可以影响到能量低的人；而且，在这个世界上，财富和机会更多地被给予了那些能量高的人。

面对同样的机会，只有20%的人能够把握住，而他们可以抓住机会的原因，本质上是因为他们的能量更高。

学会做冥想，去连接更高的智慧，是让自己的能量变得更强大的一个有效方法。

我们对能量的感知与能量的运转

介绍到这里，大家对于能量应该有了一个大概的理解。

接下来，我教大家做一个游戏，在这个游戏中，你能感受到能量的高低，或者说，你能知道自己的能量到底有多大。

请举起你的一只手，用另外一只手做一个非常简单的动作，就是围绕着举起的这只手的掌心去转。

当两只手离得很近时，你应该会感受到有一股能量。如果闭着眼睛去做，感知就会更强一些。

在做这个动作的过程中，你可以将两只手的距离逐渐拉开，看看自己能感受到能量的最远距离是多少。

有些人可能会觉得，拉开10厘米就感受不到了，但其实正常来说，我们即使张开双臂，也是可以感受到微弱能量的存在的。

所以，能量其实是时刻存在的，但是要有非常强的感知力，你才能够感受得到。大家可以经常去做这样的练习，去增强自己的感知力。

现在我们知道了能量的存在，也知道了能量对我们身体以及生活的影响。

那么能量是如何在我们身体里运作的呢？

当你的能量比较沉、有些淤堵的时候，你可以通过一个出入口来进行一次能量的新陈代谢。这个出入口，我们就把它称为脉轮。

我们的身体里有多个这样的能量出入口，比如，刚才大家在玩这个能量感知的游戏时，就会感受到我们手心的能量变化，这说明手心有它的脉轮。我们的每一个关节，身体的很多穴位都有脉轮。其中有七个非常核心的脉轮，位于我们身体的中脉。对这七个脉轮，我们如果能够进行很好的调理，使之保持通畅，我们身体的能量循环就会非常顺畅。

下面我们来具体介绍人体核心的七个脉轮。

第一个脉轮，位于我们的尾骨下方，是一个向下旋转的能量旋涡，我们称之为海底轮。海底轮的主导元素是土元素，主导着我们的物质创造能力，以及我们身体的骨骼，当我们的海底轮能量出入受阻的时候，我们的物质创造力、身体的稳定性，以及我们身体的骨骼可能都会出问题。

第二个脉轮，位于我们的小腹，也就是我们的肚脐往下的部分，我们称之为生殖轮。生殖轮的主导元素是水元素，它主导着我们的生活、享乐以及我们的欲望，在身体维度上主导着我们的生殖系统，当生殖轮出现问题的时候，我们极有可能会无法享受生活的乐趣，而且身体的生殖系统会出现问题。

第三个脉轮，位于我们的上腹部，我们称之为太阳神经丛，它是一个火元素脉轮。这个脉轮主导着我们的勇气、信心以及我们的肠胃系统。所以当这个脉轮出现问题和淤堵时，我们会比较容易失去信心，失去做事的力量，而且肠胃系统、肝脏也可能会出现问题。

第四个脉轮，位于我们的两乳之间，它是我们的心轮。心轮也是我们七个核心脉轮中位于正中间的一个脉轮，它是我们的下三轮和上三轮之间的桥梁，它主导着我们爱和接受爱的能力，以及我们的包容性。心轮的主要元素是风元素，或者叫做空气元素，这种元素的弥漫性让我们知道，爱是没有边界的。一旦心轮出现了问题，我们的乳腺、心脏、肺部、背部、肩颈都有可能出现问题。

第五个脉轮是我们的喉轮，喉轮的主导元素是声音元素。我们从喉轮发出来的声音，其实就是一种波、一种能量，我们和这个世界共振的能力就来自于我们的喉轮。它主导着我们和世界共同成长、构建人际关系和别人沟通等方面的基本能力，也主导着我们的喉部健康，我们的声音情况。如果你声音嘶哑，嗓子有一些炎症，或者人际关系出现问题，那么极有可能是喉轮出现了问题。

第六个脉轮，位于我们的两眉之间，我们称之为三眼轮。它的主导元素是光元素，所以它和视觉有关。当三眼轮出现问题时，我们极有可能会在视力上出现问题。三眼轮主导着我们的内视能力，也就是想象力、创造力，以及我们能够在内视过程中看到什么。有些人在冥想的时候可能什么都看不到，什么都连接不到，那有可能是三眼轮受阻的原因。

第七个脉轮，位于我们的百会穴，我们称之为顶轮。顶轮主导着我们连接智慧的能力，有很多人在修行的过程当中，希望能够连接到更高维的智慧，这就要开启顶轮了。当我们的顶轮开启之后，我们就能够接收到更高维的能量和智慧。顶轮的主导元素是以太元素，我们可以简单地将其理解为一种高频能量。

如果我们身体的这七个核心脉轮能够像齿轮一样相互连接、共同旋转，一点一点地提高频率，那么我们整个能量的运作方式就会越来越健康。

只要有一个脉轮出现问题，就像七个齿轮中一旦有一个卡住了，可能七个齿轮就都会卡住一样，我们的身体就会在整体上出现能量堵塞的情况。

唤醒内在的能量——疏通脉轮的冥想练习

在本节，我们会带大家来做一个疏通脉轮的冥想。在这个冥想过程中，我们将走通这七个核心脉轮，像走一道彩虹桥一样，去唤醒我们内在的能量。

请做好心理、身体和环境的准备，我们一起来做这个脉轮冥想吧。

疏通脉轮冥想的引导词

请你以最舒服的姿势坐好或者躺好。

请保持脊柱直立。

慢慢地放松你的身体。安住在当下，慢慢地闭上眼睛。

我们一起来做深深的呼吸。

深深地吸气，到你的肺底。

然后，慢慢地呼气。

深深地吸气，慢慢地呼气。

我们做几次这样的呼吸。

让自己全然地静下来，松下来。

如果你觉得身体哪里还有些紧张，就让你的呼吸流经那里，带走你的紧张。

……

现在，请观想，有一道来自宇宙的光从你的顶轮进入，沿着你的脊柱向下来到你的心轮。

请观想，有一股来自大地深处的能量，从你的海底轮进入，向上来到你的心轮。

来自顶轮的光与来自大地深处的能量在心轮处交汇融合，形成一个巨大的能量球，慢慢旋转。

接下来，我想请你用你的意识，引导这个能量球向下，来到你的海底轮。

请感受这个能量球在海底轮的旋转，请用心地去感受它。

让它自主地以自己喜欢的方式和方向进行旋转。

你只需感受它的速度、它的颜色、它的状态。

请用你的意识引导这个能量球向上，来到你的生殖轮。

请让这个能量球在你的生殖轮处，慢慢旋转。

请感受它的速度、它的颜色、它的状态。

请用你的意识引导这个能量球向上，来到你的太阳神经丛。

请感受这个能量球在太阳神经从处的旋转。

你只需去感受它，感受它的颜色、它的速度、它的状态。

请用你的意识，引导这个能量球向上来到你的心轮。

请感受它的旋转、它的颜色、它的速度、它的状态。

请用你的意识引导这个能量球向上来到你的喉轮。

请感受它的旋转、它的颜色、它的速度、它的状态。

请用你的意识引导这个能量球向上来到你的三眼轮。

请感受它的旋转、它的颜色、它的速度、它的状态。

请用你的意识引导这个能量球来到你的顶轮，

让它向上旋转。

请你感受它的颜色、它的速度、它的状态。

接下来，请你主动引导这个能量球慢慢向下，回到你的心轮。

当它回到心轮之后，请让这个能量球的能量慢慢扩散开来，扩散于你的全身。

当能量扩散之后，你就可以慢慢收回你的意识了。

关注你的呼吸，关注你的身体，将意识带回当下的世界。

然后慢慢睁开眼睛，回到当下。

扫码收听
疏通脉轮冥想的
引导词

不知道大家刚刚做完这个冥想的时候有什么样的感觉。

因为这是我们第一次将能量引入到冥想当中，让大家在冥想当中去体会和感受能量的运作。所以一些朋友或许会有一些特别的感觉，比如平时比较容易疲劳的人，在冥想当中慢慢地就有可能睡着了，或者有一些人在脉轮旋转的时候会觉得适应不了。还有一些人可能因为这个脉轮的运作和能量的通畅，感觉到自己的身体被某种特别的能量充盈着。

在生活当中，大家也可以常用这个冥想去做自己身体能量的疏通，非常好用。

第四章

在冥想中释放压力

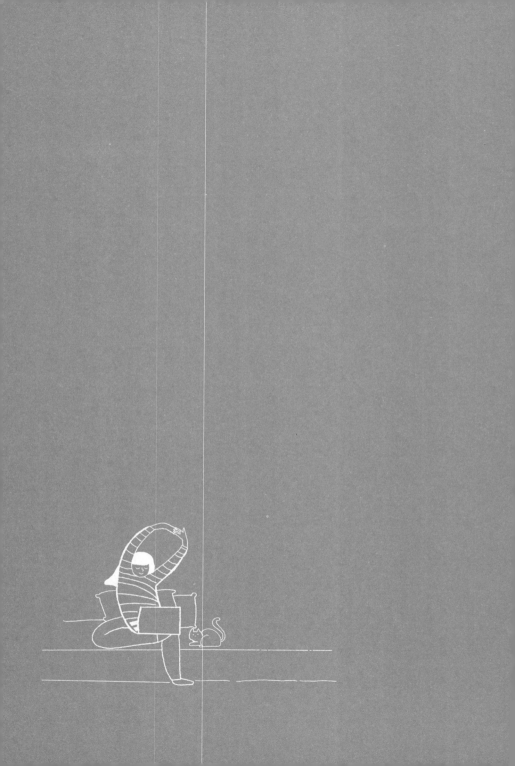

人生中的压力

在本节，我们会跟大家聊一聊人生当中的压力如何通过冥想的方式来去释放。

我们在生活中，每天都会感受到很多的压力，这些压力主要来自两个方面——外在和内在。

当接收到更多的、难以承受的负面能量时，我们的身体就会变得越来越沉重，行动力也会越来越差。所以我们会发现，很多成年人的身体是很沉重的，这种沉重的感觉虽然可以通过锻炼或其他方式去缓解，但这些缓解往往都只是暂时的。

从内在来看，如果你看上去很轻盈，或者你感觉到自身的能量是很轻盈的，那么这表明，你没有扛太多的压力。

从外在来看，外界的压力主要来自我们与外界的很多纠缠，包括我们对于一些人或者事件的不接受，以及一些想法、欲望无法达成，都会让我们背负很多原本没有必要去扛的一些东西，这些负担会转化成某种负面的能量，变成我们的压力。

我们会发现，在人生当中，年龄越大，我们身上感受到的那种压力和背负的东西就会越多，甩都甩不掉。这些压力会导致我们感觉身体越来越沉重。

所以，从能量层面来说，只有清理掉这些压力，我们才能够回到像孩子一样的那种跳跃的能量状态。

仔细观察，我们会发现，很多小孩子走路都是蹦蹦跳跳的，为什么？

这是因为他们的能量是轻盈的。如果想回到这样孩子一般轻盈的状态，我们就要找到一种有效的方法，清理掉我们几十年来积累的各种压力。

通过冥想，我们不必去分析这些压力到底是怎么来的，就可以清理掉它们。

在这里稍微跟大家多说几句，如果一个人无法从认知和能量层面清理掉自己的压力，那么他会发现，无论拥有多少物质财富，自己都感受不到快乐。他会感觉背负了很多的东西，在这种重压之下，除了我们前面说的行动力跟不上之外，还会因为能量太过沉重而错失很多机会。

所以，我们先要用冥想的方式，把我们人生当中几十年积累的这些所谓的不好的能量都清理掉。然后再用我们后面给大家介绍的更多的冥想方式，去处理焦虑的情绪、改善睡眠、创造更多财富。清除掉压力之后，再去做其他事情，速度会非常快。

把压力关进盒子——释放压力的冥想练习

大家想象一下，如果一个气球被不断往里加气，结果会怎么样呢？

它会爆掉。

我们的生活也是一样，如果给我们的内心不断施压，我们的身体也会扛不住。所以，随时释放压力是我们生活当中必须要做的功课。

那么如何来释放压力呢？

在生活当中，人们想到了很多办法，比如去散步，和家人聊天，听音乐，做自己喜欢的事情，也有一些人会用吃美食、跳舞、唱歌等方式来释放压力。

使用这些方法，在短暂地释放压力之后，压力往往还有可能再回来。

所以，在清除压力方面，冥想是一个非常有效而且作用更持久的方法。

下面，我们就一起来做一个释放压力的冥想。

释放压力冥想的引导词

请以最舒服的姿势坐好，或者躺好。

保持脊柱直立，慢慢地闭上你的双眼。

接下来，我们还是要做深深的呼吸。

深深地吸气，到你的肺底。

然后，慢慢地呼气。

吸气，呼气。

我们做几次这样的呼吸，来放松自己的身体。

如果你觉得哪里还有些紧张，就让你的呼吸流经那里，让呼气带走你的紧张。

……

我邀请你和我一起来做大口的、吸气式的呼气。

你的每一口叹气，都会带走你的一份压力。

我们来试一下。

吸气，哎……

你可以跟着你的感觉发出声音。

吸气，哎……

再来一次，

吸气，哎……

……

好的，我们配合这样的呼吸，来观想。

在你的肩膀、背部，那些压着你的能量，正在慢慢地顺着你的双臂，从你的手心流出。

我们一起来做。

吸气，感受能量顺着你的双臂，一直到你的手心向外流出。

你的肩膀和背部，感觉越来越放松。

吸气，哎……

我会给你一点时间。

请你来反复做这样的呼吸，带着能量流动来观想。

……

接下来，我们再来做一个观想。

请你回忆一下，生活中是什么为你带来如此之大的压力？

是工作，是财富，还是关系？

请你将目标聚焦在一件事上。

当你想清楚了这件事之后，请你把这件事放在一个大大的盒子里。

它也许是写成纸条放进去的，也许是一张照片、一张光盘。

或者，你把具体的事情和人具象化地一股脑都放进了这个盒子，请你封好这个盒子。

接下来，我们要一起努力。

请你观想这个大大的盒子，它在越变越小。

伴随着你的每一次呼吸和能量的流动。

它在越变越小。

呼吸，变小。

呼吸，变小。

我会给你一点时间。

让你去完成这个魔法。

……

在观想中，当这个盒子已经小到微不足道时，你就可以试着将它远远地抛出窗外，抛出你的心房。

保持你的呼吸，保持肩部和背部的能量向你的手心流动。

最后，我邀请你，在冥想中为自己观想一处十分舒适的可以躺下的地方。

比如，像云朵一样的毛毯中，或者柔软的草坪上。

请观想，你正全然放松地躺在那里，感受安全的支撑，感受轻松的心情。

此时，

你可以伴随着我们的冥想音乐渐渐睡去；

你也可以慢慢地关注当下，睁开双眼，回到当下的世界，感受轻松的自己。

扫码收听
释放压力冥想的
引导词

在这个释放压力的冥想当中，我带大家观想了几个场景。这几个场景，大家还记得吗？

其中，关进盒子里的可能是给你造成压力的某一件事情，但其实给我们造成压力的可能不止一件事，所以我们在生活当中可以经常做这个冥想，每一次冥想就关进去一件事、扔掉一件事，慢慢地把我们身体和心理的压力，从我们的内心深处释放掉，这样我们的生活就会越来越轻松。

以后，大家如果在生活当中遇到了压力，或者有任何生活上不畅快的感觉，都可以来做这样的冥想，这会让我们的身体更轻盈，生活更轻松。

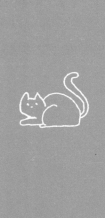

第五章

在冥想中缓解焦虑

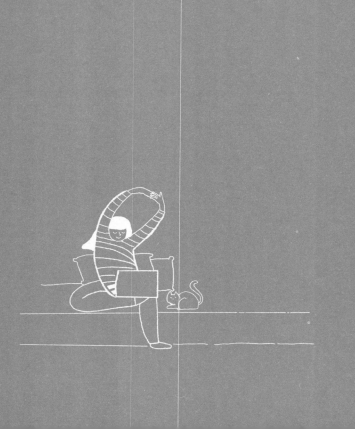

焦虑是每个人都需要面对的主题

在本节，我们会跟大家聊一下如何用冥想的方式缓解焦虑。在这个节奏越来越快，不确定性越来越强的时代，焦虑是我们每个人都不得不去面对的一个主题。

下面，我们先从认知层面聊一聊焦虑是如何产生的。

首先，焦虑产生的第一个原因可能就是我们的比较心理。我们喜欢和周围的一切去比较，比如"哎，这个人好像比我强""那个人好像在很年轻的时候就拥有了很多的财富"。

如果再往前追溯，我们很多的比较都可能来自原生家庭。比如小的时候，有些父母经常会对孩子说，"某某家的孩子比你更优秀"。这让很多人从小就会在心里埋下一颗种子："我一定要比别人强。"所以长大了之后，在社会当中生活的时间长了以后，有些人就会把自己活丢了。当我们把自己的人生活丢了之后，不仅会感到焦虑，而且还会感到迷茫。

焦虑产生的第二个原因是，我们在生活当中会发现，实现自己的理想并没有预想的那么快、那么容易。这个比较好理解，就不展开说了。

明白了焦虑的原因，下面我们再来谈一下如何识别自己的焦虑状态。

我下面跟大家讲一个我朋友的案例，大家从中可以看到，我们的很多焦虑都是自己想象和比较出来的。

我这个朋友他其实已经很富有了，但如果一天当中没有赚到一万块钱，他就会产生巨大的焦虑感。这种焦虑感的产生，其实就是因为他在人生当中不接受自己所谓的"失败"，喜欢去获得更多的财富和物质，认为这样才会有成就感或者快乐。

🧘 如果我们想要摆脱人生当中的很多焦虑，我们就要回到自己的内心最深处，接受我们现有的物质财富，以及我们的亲密关系。只有在接受了这些现状之后，我们才有可能去寻求改变。

如果你长期不满足于现状，就很容易陷入这样的焦虑中。这时，你会发现你的人生很难前行，你也不可能去创造更好的物质和人生。

如果你的焦虑一直停不下来，又接受不了自己的现状，你会发现自己每天晚上都会受到这些问题的困扰而无法入睡。同时，睡眠不好，又会让你在第二天精力不济，这会让你更加焦虑，你也没有办法集中注意力去做想做的事情，日复一日，你的人生就会节节败退，一直走下坡路。

所以，我们一定要学会去处理和应对这种焦虑的情绪，看破、化解这些焦虑背后的恐惧。

不再为早起焦虑——缓解焦虑的冥想练习

我曾经是一个特别容易焦虑的人，以至于很多很小的事情都让我焦虑得睡不着觉。比如有时候我第二天要早起去办某件事，前一天晚上我就会定好闹钟。即便如此，这一整夜我还是会因为惦记着第二天早上要早起而睡不好觉。所以焦虑曾一度严重地影响了我的生活质量，我也曾尝试过各种办法去释放和缓解自己的焦虑。

在我尝试的各种方法中，缓解焦虑的冥想帮了我很大的忙。我也希望把这个冥想分享给大家，帮助更多的焦虑的你们。

接下来我们就一起来做缓解焦虑的冥想。

缓解焦虑冥想的引导词

请以最舒服的姿势坐好，或者躺好。

保持脊柱直立，让自己的能量通畅。

放松你的身体，慢慢地闭上眼睛。

我们来做深深的呼吸。

深深地吸气，到你的肺底。

然后，慢慢地呼气。

吸气，呼气

我们做几次这样的呼吸。

……

现在我想请你把你的意识集中到你的心轮上。

请感受你的心灵，请想象，你的心轮处，正在打开一扇窗，而你正站在这扇窗的里面。

你可以观察一下这扇窗的样子。

它是什么材质的？什么颜色的？有多大？是以什么样的方式打开的？

请你继续观察一下窗内的情况，那是你的内在。

先观察一下，那是什么样的环境？

那些令你焦虑的事情或者人，是否也在窗内呢？请你试着找到它（他）们。

接下来，我想请你和我一起，来完成一个魔法。

请试着将令你焦虑的事情或者人，装进一个个像肥皂泡一样的气泡里。

然后让这些彩色的气泡从你的心灵之窗轻轻地飞出去。

让每一个令你焦虑的事情或者人，在气泡中轻轻地飞出你的心灵之窗。

我会给你一点时间。

让你能够完成这个魔法。

……

当所有令你焦虑的事情或者人都已经飞出你的心灵之窗，你是否觉得轻松一些了呢？

此时，我希望你站在你的心灵之窗向外看，那里是什么样的风景？

是阳光还是雨露？

是草场还是森林？

是宫殿还是茅草屋？

无论是什么，都请你去欣赏它，并让新鲜的空气和明媚的阳光，从你的心灵之窗透进来，充盈你的心灵内在。

我会给你一点时间，去感受被阳光与新鲜的空气所充盈的内在。

……

接下来，你可以在这种美好舒适的环境中，渐渐地睡去，也可以重新关注你的呼吸、关注你的身体。

将你的意识，带回当下的世界，然后慢慢地睁开眼睛，回到当下。

扫码收听
缓解焦虑冥想的
引导词

在这个冥想当中，你的魔法实现了吗？是否让生活中那些令你焦虑的事情或者人，随着你的小气泡一点点地飞出去了呢？或许一次冥想不能解决所有的焦虑，那就多做几次。

在生活中，焦虑就像一杯水，你今天把它倒掉了，明天或许还会被它充满。这就需要我们经常去清空它。直到有一天，我们的内在越来越宽敞，阳光越来越明媚，焦虑就会越来越少了。

所以掌握缓解焦虑的工具，不仅是解决一时的问题，还可以帮助我们实现情绪的深度疗愈。

第六章

在冥想中缓解疼痛

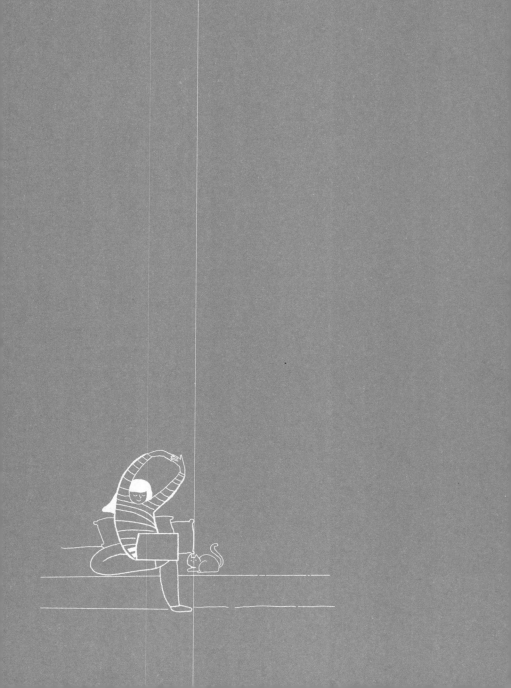

疼痛是身体的一种语言

在本节，我们主要跟大家聊一聊如何疗愈疼痛，如何用冥想的方式，看到疼痛背后的原因。

当然，我们这里说的疼痛，不是你到医院里检查之后被确认的身体层面的可见病变，而是指那些你看不到身体层面病变原因的疼痛，这种疼痛绝大部分来自身体的某种提醒，我们要学会去读懂它，这种特殊的、身体的语言在发出警告，我们的思维或者情绪在某些方面出了问题。

采用我们在本节所介绍的这种冥想的方式去连接潜意识，你的这种疼痛就会有所缓解。

在十几年的探索当中，我们发现，身体不同部位出现的不明原因的疼痛，其实是身体在用某种语言提醒我们。如果你读不懂这些语言，疼痛就会越来越重。

这就是为什么很多人感觉身体出了一些状况，但到了医院却检查不出具体的原因，长时间受到这种状况的困扰。

从身体能量流动的角度来解读，这些疼痛其实就是身体的堵塞导致了能量或者情绪无法流动，身体堵塞得越多，你就会越难受。

用冥想的方式，我们可以把这些情绪和能量的淤堵处理掉，让它们从我们的身体里流出去，这样我们的疼痛也就自然会消失了。

下面我给大家举几个例子，来说明疼痛是如何产生的，我们又该如何用冥想的方式处理这些所谓的疼痛。

比如，在生活当中有些人经常会感到头痛。我们发现，这些人头痛的原因大多来自自己的思绪过多，很多事情既想不明白又放不下，这使得能量全部集聚在头部，形成了一种能量的堵塞，这些能量无法释放掉，堵得越多，头痛就会越重。在这种情况下，我们建议用冥想的方式，让这些能量从头脑里流走。

再比如，有些人平时会感觉肩膀痛，常见的解决方法是去做推拿按摩、拔罐等。但是，很多人会发现，在推拿按摩的过程中，疼痛缓解了，可是要不了两天，疼痛就又回来了。这类疼痛，其实是因为我们在人生当中扛了很多的压力或者责任，这是我们看不见的，但这些压力和责任也是一种能量，会聚集在我们的肩膀上，就会导致肩膀的酸痛。

那么在冥想当中，我们可以学会如何把这些压力或者责任淤积的能量处理掉，这样肩膀就自然会感觉轻松了。

身体每一个位置的疼痛都是一种语言，细分起来，甚至有将近上百种的疼痛，每一种疼痛后面都有我们自己要解决的问题。

学会了读懂身体疼痛的语言，并知道如何在冥想当中去处理它，你的人生就会越来越好。

打开身体中的结——缓解疼痛的冥想练习

"**痛**则不通"，说的就是当我们身体中有不通畅的地方时，就会产生疼痛。

那到底是什么不通畅呢？

或许是我们的血液流动不够通畅，或许是我们的呼吸不够通畅，或许是我们的整个经脉不够通畅。追根究底，我们也可以把它说成是我们的能量不够通畅。

能量不通畅的原因就是上一节所讲到的，也许是我们在意识上有一个结；也许是我们遇到了一些困难的事情，有些问题没有解决；也许是我们的情绪淤堵住了，使我们身体的某个部位有了结，从而产生了疼痛。

所以，我们本节冥想的目的是帮助大家去解开这个结。

这个解开的方式，有两层含义。

第一就是得到一个答案，来说明这个结告诉了我们什么。

第二就是帮助我们把这个结从身体当中解开，然后让身体淤堵的部位得到疏通，这样疼痛自然就可以得到缓解了。

经常做冥想，慢慢的，你就会知道自己的身体哪里疼痛，是在告诉你什么信息了。

当我们和自己的潜意识有很深的连接之后，哪怕我们不做冥想，也能很快理解身体疼痛的语言。

缓解疼痛冥想的引导词

请以最舒服的姿势坐好或者躺好。

保持脊柱直立，放松你的身体，慢慢地闭上眼睛。

我们一起来做深深的呼吸。

深深地吸气，然后，慢慢地呼气。

请做几次这样的呼吸。

让我们全然地放松下来。

……

现在，我想请你把你的意识放在你身体疼痛的部位上。

请你去关注它，放下对疼痛的对抗与评判，试着全然地接受它。

试着用你内在的意识，去关注这份疼痛。

然后，你可以问一问身体的这个部位：

"你想告诉我什么呢？"

我会给你一点时间，请你试着与你疼痛的部位进行一次对话。

试着问问它，到底想告诉你什么。

试着全然地去接纳它、安抚它，无论你是否从你的身体获得了答案。

……

接下来我们一起来疗愈这份疼痛。

请感受，有一道来自宇宙的光从你的顶轮进入，来到你的心轮。

请观想，有一股来自大地深处的能量从你的海底轮进入，来到你的心轮。

请感受，来自顶轮的光与来自大地深处的能量，在你的心轮处交汇，形成一个巨大的能量团。

我想请你用你的意识，将这个能量团引导至你疼痛的部位。

然后感受这个能量团在你疼痛的部位慢慢旋转。

它的旋转会慢慢地带走你的疼痛。

我会给你一点时间，来进行这样的疗愈。

就让这个能量团留在你身体疼痛的部位，继续它的疗愈。

……

此时，你可以慢慢地，开始关注你的呼吸，关注你的身体，将意识收回到当下。

当你的意识已经收回，你就可以慢慢睁开眼睛，回到当下的世界了。

扫码收听
缓解疼痛冥想的
引导词

在刚才的冥想当中，你是否得到了想要的答案呢？

其实不管有没有得到答案都没有关系，大家不要强求身体马上就能告诉你答案。

在我们的生活当中，很多时候你可能会突然迸发出一个灵感，从中得到你身体想要告诉你的答案。

当我们保持和身体的深度、长期连接时，慢慢地，你就会越来越清楚、越来越快地知道身体想要告诉你什么。所以，这个缓解疼痛的冥想，我们在生活当中可以多做一些。

有时候，我在开车开了很久之后，腰就会很痛。因此，在开车堵车的时候，我就会睁着眼睛来做这样一个缓解疼痛的冥想，也就是问自己的身体，到底想告诉我什么。即便当时我得不到答案，当我把能量团放到腰部这个疼痛的部位时，我的腰也会感受到一种温暖，腰痛很快就会得到缓解。大家不妨在生活当中也去试一试。

第七章

在冥想中缓解疲劳

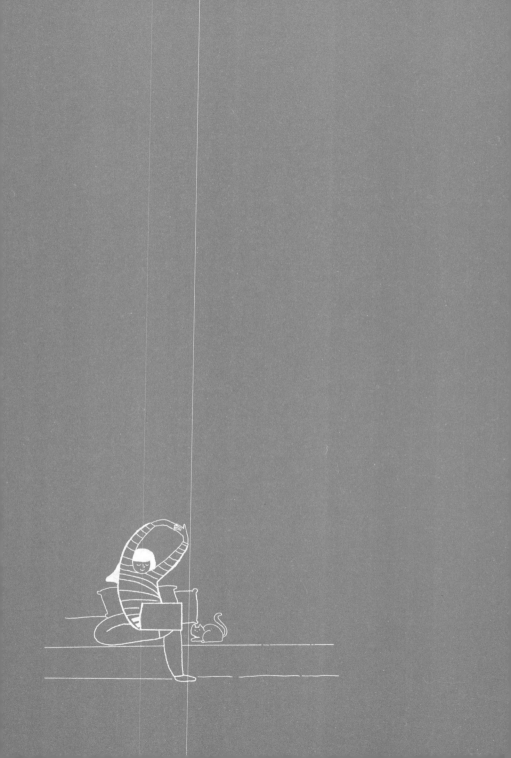

现代人的精神疲劳

在 本节，我们想跟大家聊一聊如何缓解疲劳。

在现在这个时代，很多中年人会特别容易疲劳，但这些人真的是因为有很多的体力活要干吗？仔细想来，好像并没有。但很多人确实在每天下班后，甚至在一天的工作过程中都会感觉到超级疲劳，而且这种疲劳没有办法用运动或者规律的健身来缓解。

这种疲劳，我们称之为自己的内耗。也就是说，你的大部分能量都被自己消耗掉了。而这种消耗是来自精神层面的，也就是我们说的来自内心。

比如，一个人一天当中总是在焦虑很多事情，有很多的恐惧，自己又处理不了。如果在一天当中积累了太多的这种负面情绪，那么当你没有办法去处理时，它就会消耗掉你很多的能量。

如果你的内心和你的头脑有很多对抗的能量，也就是说，你的理性头脑认为很多事情应该这样做，但从你的本心出发，又不想这样做，这就会形成非常大的消耗。

当一个人处在这样一个思维和能量状态里的时候，他的大部分能量都被消耗掉了，自然会感觉到超级的疲劳。他甚至会发现，通过睡觉也很难缓解这样的疲劳。因为睡觉也没有办法让他放松，所以他很难让自己的能量再次流通，聚集更积极的能量去面对这个世界。

所以，疲劳的背后，不是身体层面出了问题，而是我们内心深处出了问题。

那么，为什么会出现身心俱疲的感觉呢？

通过下面这个例子，大家可能会更容易理解。

比如，我们去徒步，在最开始的时候，你的袋子里是什么都没有的，这种徒步会让你感觉很新鲜，也不会有任何的疲劳感。

但是随着行程的进展，你会发现你每天都会往袋子里扔一点东西，这个袋子里面的东西也越来越多。这里面的东西，可能是你扔进去的焦虑、烦躁，别人对你的负面评价，等等。

在最开始的时候，你是可以承受的，你感受不到太多的疲劳。但是时间长了，这个袋子会越来越重，当承受不了的时候，你就会进入一种疲惫的状态。

这就是为什么早上一觉醒来，你还是会感觉到非常疲惫。因为那一袋"垃圾"你并没有把它扔掉，一大袋子的这种内耗都在你的身上，你怎么能不感觉到疲劳呢？

所以我们可以通过冥想的方式，每天去清理我们这一天积累下来的所有情绪垃圾。

生理层面的疲劳，我们可以通过睡眠的方式去缓解；心理层面的疲劳，我们可以通过冥想的方式来释放，这样我们第二天才能够能量满满。

很累,却睡不着——缓解疲劳的冥想练习

疲劳的表现有很多种,比如我们对很多事情提不起兴趣,感觉身体的能量不足,晚上虽然很累,但却睡不好。

正如上一节所说的,如果我们身体在生理上感觉疲劳,那么可以通过睡眠来缓解。但是如果睡不好觉,那么身体的疲劳就很难缓解。

所以,要想真正消除身体的疲劳,我们要由内而外地去想办法。当我们真正地把内心当中的这些"垃圾"扔掉以后,不仅我们的心理和精神层面的疲劳可以得到释放和缓解,我们身体生理层面的疲劳也可以得到缓解。

接下来,我带大家做这个缓解疲劳的冥想。

缓解疲劳冥想的引导词

请以最舒服的姿势坐好或者躺好。

保持脊柱直立，慢慢闭上你的眼睛。

我们来做深深的呼吸。

深深地吸气，到我们的肺底。

然后，慢慢地呼气。

深深地吸气，慢慢地呼气。

如果你的身体哪里还有些紧张，就让你的呼吸流经那里。

当你呼气的时候，让它带走你的紧张。

接下来，我想请你观想自己正躺在一片云朵中。

那是一片很大、很柔软、很舒适的、像松软的棉花一样、大片的云。

它能够完全地支撑你，你可以完全地交托。

请将自己交托给这片大大的云朵，让它承载着你。

将你的肩膀交托给它，将你的后背交托给它，将你的腰交托给它，将你的四肢交托给它。

请你感受这种感觉，试着全然地相信它。

它正带着你，慢慢地飘动。

请观想，它带着你飘到一座山顶上。

这座山上，有茂密的森林，绿油油的草地，鲜艳的花朵。

和煦的阳光，正照耀在山顶上。

这朵白云带着你慢慢地飘到这座山上，然后缓缓落下。

请你试着感受这片森林与草场带给你的清香，感受大自然的环抱。

而此时，大自然的每一个生灵，包括植物，包括像小鸟、蝴蝶一样的动物，它们都在把全然的爱，交托给你。

它们用自己的根、怀抱将大地的能量传导给你。

而你也正借助它们的根系，将你的焦虑、忧愁、烦恼、疲惫传导给大地母亲。

山顶的植物，还有和煦的阳光，都在把能量传导给你。

你只需要完全地交托，大胆地释放，努力地吸收。

我会给你一点时间，去享受这种感觉，去释放你的疲劳，去享受阳光和草场带给你的能量。

……

接下来，你可以继续在这片云朵上慢慢地睡去，做一个甜美的梦。

你也可以慢慢地收回你的意识，关注你的呼吸和身体。

当你已经感受到身体的放松和轻盈时，你就可以慢慢睁开眼睛，回到当下的世界了。

扫码收听
缓解疲劳冥想的
引导词

现代人的生活节奏真的很快，不管是工作、生活还是人际关系，可能都会带给我们很多的压力以及内耗，造成我们身心俱疲。

如果在生活当中没有一个可以帮助我们释放疲劳的工具，那么这些疲劳就会慢慢在我们的身体里积累起来，让身体能量堵塞，带来一些疾病的困扰。

所以，如果每天能够做一次舒缓疲劳的冥想，我们就可以通过这个冥想清理掉自己身体的垃圾，补充新鲜的能量，让自己始终都保持战斗力满格。

第八章

在冥想中扫描身体能量

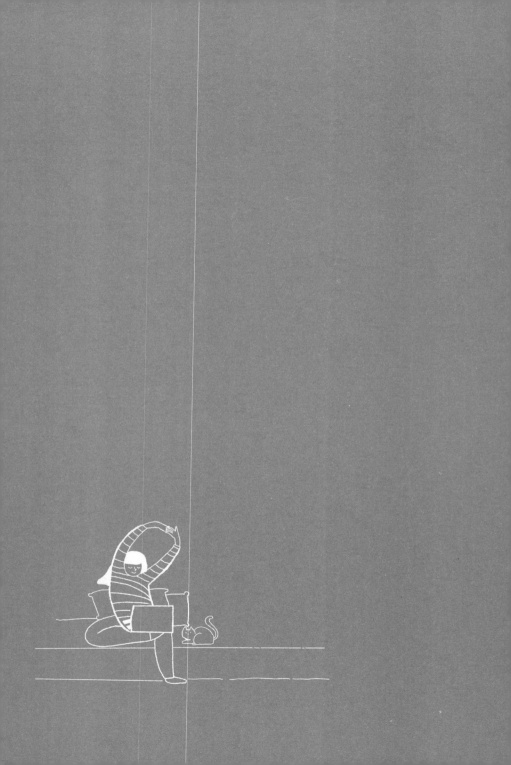

身体能量背后的问题

在 本节，我们来聊一聊身体能量。

我们前面曾提到身体的脉轮，它是我们身体能量的管道，通过这样的能量管道，我们可以进行身体能量的新陈代谢。

我们还提到，我们身体的能量和我们的意识息息相关。当我们的意识比较敏锐时，我们整个身体的能量也是比较高的。当我们的思维比较浅显，或者意识比较迟缓，有负能量情绪时，我们整个身体的能量就会比较低。

所以，当我们扫描身体能量的时候，也可以反观我们在生活中有哪些问题是需要解决的。

我们的身体能量其实受到生活方方面面的影响，也映照出了我们生活的方方面面。当我们在生活中出现了人际关系、情绪、财富等方面的问题时，其实都能够在我们的身体上找到能量的结。

当我们的人际关系出现问题时，这和我们的心轮可能有很大的关系，或许是我们心轮的能量出现了堵塞。

反过来也是一样，进行了心轮能量疏通之后，我们会发现，无论是我们的亲密关系、家庭关系还是社会人际关系都有可能得到改善。

所以当我们去扫描自己的身体能量时，也可以反观发现我们生活当中一些问题的根源在哪里。身体能量就像一面镜子，映照着我们生活的方方面面。

在冥想当中，我们可以给自己架构一个"X光机"，从头到脚地看一看我们身体哪里有能量淤堵，哪里能量不够通畅，可以通过冥想来释放和疏通。

找到那个淤堵的部位——身体能量扫描的冥想练习

在做身体能量扫描的冥想之前，我想让大家跟我一起来画一个无限符号（见下图）。

你会画这样一个无限符号吗？在接下来的冥想当中，我会跟大家使用到这个无限符号，下面我们就一起来做身体能量扫描的冥想。

身体能量扫描冥想的引导词

请大家以最舒服的姿势坐好或者躺好。

保持脊柱直立。

闭上你的眼睛，我们来做深深的呼吸。

深深地吸气到你的肺底，然后，慢慢地呼气。

深深地吸气，慢慢地呼气。

如果你的身体哪里还有些紧张，就让你的呼吸流经那里，让你的紧张随着你的呼气流走。

请做几次这样的呼吸。

……

接下来，我想请你观想，正有一个能够包裹住你全身的无限符号出现在你的面前。

这是属于你的∞光符号，它正发着明亮的光。

请你感受它，正在流畅地在你面前流动，无限循环。

现在请用你的意识，将这个发着光的无限符号引到你的脚下。

接下来，这个发着光的无限符号，要慢慢地从你的脚底向上，穿过你的身体，一点点地向上扫描，直到你的头顶。

在这个过程中，请你专注地观察它。

当这个无限符号走到哪个部位出现卡顿时，请你记住这个部位。

也许是卡顿，也许是光亮变暗，也许是颜色发生变化。

无论发生什么异常，你都只需要记住位置，然后试着让它继续向上走。

接下来的时间，请你将意识专注在这个无限符号上，让它从你的脚底向上扫描。

……

当这个无限符号扫描至头顶时，请让它从头顶再向下扫描一遍。

请你关注，它在经过你的头部、颈部、肩部以及身体的各个器官，一直向下，直到脚底的过程中，会发生什么样的变化。

接下来的时间，请让无限符号从上到下，再走一遍。

……

当这个无限符号走到你的脚底时，你可以慢慢将意识收回，重新关注你的呼吸，关注你的身体。

当你的意识已经回归时，你就可以慢慢睁开眼睛，回到当下的世界了。

扫码收听
**身体能量扫描的
冥想引导词**

在刚才的冥想中，你是否记得这个无限符号在你身体的哪个部位发生了变化？或许是它的颜色发生变化，或许是它的光亮发生变化，或许是它的形状发生变化，又或许是到了某个部位它就卡住了。我想请你现在就回忆一下到底是哪个部位发生了变化，然后把它记下来。因为在下一章，我们会直接到这个堵塞的部位进行能量疏通。

第九章

在冥想中疏通能量淤堵

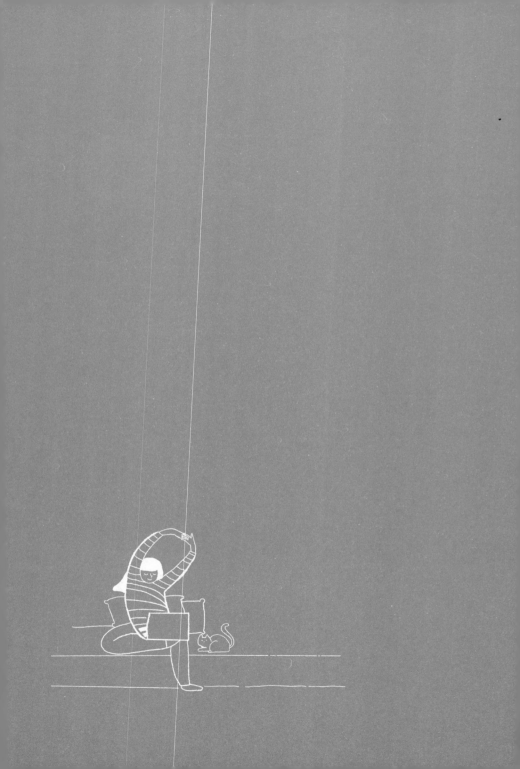

身体能量的淤堵来自意识的堵塞

在上一章，我们带着大家做了自己身体能量的扫描。

大家是否还记得在这个扫描的过程当中，你的身体到底发生了什么样的变化？那个无限符号在扫描时到底有怎样的表现？

在本章，我们先来说一说我们身体的能量为什么会淤堵。

其实绝大多数的能量淤堵来自意识上的堵塞。比如我们的评判、恐惧、焦虑、压力，我们对一些事情的消极看法，都有可能造成我们身体能量的堵塞。

当我们对一件事情特别看不惯的时候，就会有一些能量淤堵在我们的三眼轮。

当我们特别害怕某件事情的时候，也许这个能量就会淤堵在我们的生殖轮或者太阳神经丛。

我可以列举出一些大家常见的表现。比如，当你紧张的时候，你的身体会有什么样的反应？有些人会觉得胃痛，有些人会想上厕所。其实这都是太阳神经丛和我们的生殖轮因为紧张的能量淤堵而发生的身体反应。

那当你觉得特别生气的时候，你的身体会有什么样的反应呢？有些人一愤怒就肝疼，还有一些人生气时会觉得心脏特别不舒服。其实这些就是由愤怒的情绪而带来的心轮或者太阳神经丛能量的淤堵。

所以，我们的身体会因为情绪的变化而发生各种各样的能量淤堵。

当无限符号在我们的身体当中进行扫描时，它会发现曾经有什么样的情绪淤堵在我们的能量体当中。于是它就会在那里形成一个信号反应。

有一些人在做身体能量扫描时发现无限符号会有颜色的变化，这和我们脉轮的颜色有关。

之前我们在讲脉轮的时候没有跟大家提到脉轮的颜色，就是希望大家可以通过冥想，自己去感受一下，自己的脉轮到底是什么颜色的。

还有一些人在冥想的时候发现无限符号的光会在某一个位置变暗，那么在这个地方极有可能有能量的淤堵或者有负面能量存留。

还有一些人在冥想的时候发现这个无限符号走到某个地方就不动了。这表明那里的淤堵一定已经比较严重了，有一个结需要打开。

找到了这个淤堵的地方之后，接下来的一步就是进行能量的疏通。所以，我们上一章介绍的身体能量扫描冥想是帮助大家定位，而本章我们要进行的就是身体能量疏通的冥想。

找回顺畅轻盈的感觉——身体能量疏通的冥想练习

在生活当中，疏通能量的方法有很多，我们可以通过疗愈自己的情绪，也可以通过学习更高维的智慧，来让自己的能量流动更加通畅，让身体更健康。

当然，冥想就是一个非常重要的和我们的潜意识能量进行沟通的方式和工具。

好了，我们接下来就一起来做身体能量疏通的冥想。

能量疏通冥想的引导词

请以最舒服的姿势坐好或者躺好。

保持脊柱直立，闭上你的眼睛，我们进行深深的呼吸。

深深地吸气到你的肺底，然后，慢慢地呼气。

如果你哪里还觉得有些紧张，就让你的呼吸流经那里，让你的呼气带走你的紧张。

我们来做几次这样的呼吸。

……

接下来，请观想，那个发着光的无限符号已经来到你的脚下。

请用你的意识引导这个发着光的无限符号，从你的脚下向上，来到你身体能量淤堵的部位，请让这个无限符号留在这里。

请观想，一道光正沿着这个符号的形状，无限循环地流动着。

而这个流动着的光束，正带走你能量的淤堵。

你可以感觉它流动的速度，感觉它光亮的变化、颜色的变化，甚至形状、大小的变化。

请将这个部位的淤堵完全交给它，让它在这里进行自主的运作。

在这个过程中，你既是一个旁观者，也可以是一个提问者。

你可以试着问一问能量淤堵的部位，到底是什么造成了淤堵？

　　你可以尝试倾听这个部位要告诉你的信息。

　　我会给你一点时间，让你和你的能量淤堵部位进行一次对话，也让这个无限符号在这里进行深度的疏通和疗愈。

　　……

　　当你感觉这个部位的能量已经得到了一定的疏通之后，请你试着让这个无限符号在这个部位，再上上下下地走两遍。

　　再观察一下，这个部位是不是更通畅了？

　　你可以将这个无限符号留在这个部位，让它继续疗愈和运作。

　　……

　　然后，你可以慢慢地将意识收回，重新关注你的身体，关注你的呼吸。

扫码收听
能量疏通的冥想
引导词

　　当你的意识已经回来，你就可以慢慢睁开眼睛，回到当下的世界。

在刚才的冥想当中，我们带大家疏通了一个能量淤堵的部位。很多人身体上能量淤堵的部位也许不止一个，有很多的部位都需要被疏通，这就要通过多次冥想，一个一个地进行疏通。

当然，还有一种情况是，如果你能够找到身体能量淤堵的核心部位，解决它之后，或许你的整个身体就更加轻盈了。我们在不断的冥想当中，可以去找一找那个淤堵的核心部位到底在哪里。

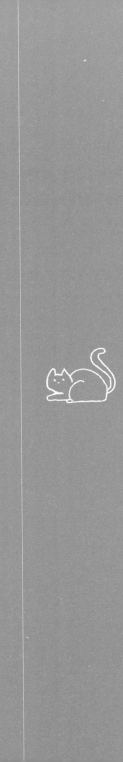

第十章

在冥想中改善睡眠

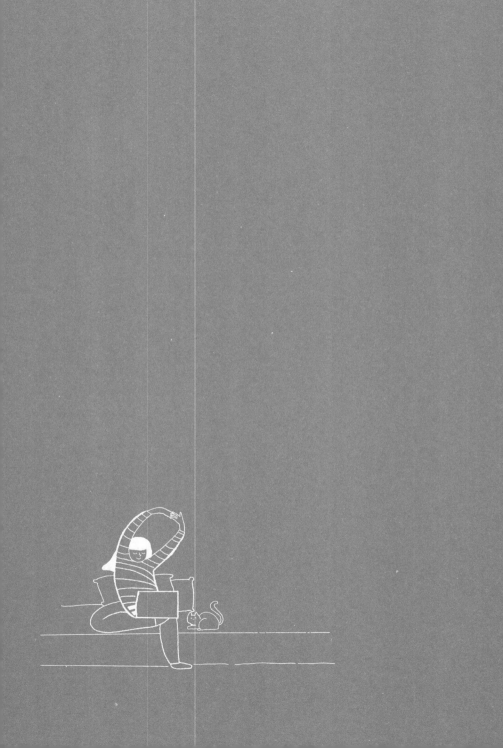

静心才能入眠

在 本节，我们跟大家聊一聊如何缓解失眠。

在日常生活中，我们可以发现，周围有越来越多的人反映说自己晚上会失眠，甚至要靠一些药物来帮助入眠。

基于多年的探索与研究，我们发现，失眠的第一个原因是我们自己的能量不够稳定，或者说身体内的能量运行已经混乱了，所以很难静下心来。当一个人静不下来的时候，他就很难入眠。

休息不好不仅会对一个人的生活、工作带来很大的影响，而且还会让人的专注力降低，情绪也很难保持稳定。

失眠背后的另一个更重要的原因是，头脑的思考停不下来。失眠的人每当要睡觉的时候，他会发现自己的思绪开始活跃起来了。这是因为，一个人在外界最安静的时候，他内在的所有情绪反而会翻动起来。当所有的情绪出来的时候，大脑就会开始思考各种事情，没有办法让自己的内在安静下来。

所以夜深人静的时候，是最好的内观的时候，当然也是你的所有情绪最容易浮现的时候。

这时，我们可以通过冥想，让自己的头脑停下来，不再去做那些死循环的思考，不再思考那些没有结果的事情了。

我们要通过冥想的方式，让能量回到和自然的连接当中去。身体的变化和季节的变化，白天与黑夜的变化类似，与这些自然的变化和谐相处，我们才能够更加健康。

深度休息——改善睡眠的冥想练习

我不知道大家在生活当中一般都用什么样的方法来解决自己的睡眠问题。

有的人可能是听一些音乐，有的人可能会吃一些助眠的药物。

其实我并不主张依赖药物来入睡。不过，在感觉十分难受的情况下，吃一点点药让自己进入睡眠也是可以的。

另外，大家可以检查一下自己的身体是不是因为缺了某些营养元素，或者是过于疲惫、过于兴奋而造成了失眠。

我们在本节介绍的改善睡眠的冥想，可以帮助大家从身体能量的层面进行调理。

在做助眠冥想的过程中，我建议大家采用平躺的姿势，然后把引导词的声音调到一个合适的音量，跟着这个冥想引导词，往往你就会睡着了。

接下来，请你做好准备，我们来做助眠的冥想。

改善睡眠冥想的引导词

请你平躺在床上。

将你的头部、背部、四肢，完全地交托给你的床。

然后，闭上眼睛。

我们来做深深的呼吸。

我们深深地吸气，慢慢地呼气。

用你的呼吸，带走身体的紧张。

如此反复，多做几次。

……

接下来，我想请你将你的意识放在你的心脏上。

你的心脏正在泵出新鲜的血液。

我想请你观想，你的血液正从心脏流出，通过血管，流向你身体的各个部位。

请你感受血液的流动。

它正在流向你所有的器官，流向你的四肢，直到你的手指、脚趾。

请你专注地观察血液的流动，去感受它们的流动带给你身体的放松感觉。

请你观想，你的手指、脚后跟正有一组神经伸向大地的深处。

你正在向大地扎根，而你的血液循环系统，也已经完全融入大地的循环系统。

你可以感受这种深深的扎根，感受血液的循环，感受自己平稳的呼吸。

我会给你一点时间，让你去静静地感受。

……

接下来，就请你安静地躺在大地母亲的怀抱中。

沉沉地，睡去吧。

扫码收听
改善睡眠冥想的
引导词

第十一章

在冥想中找回自信

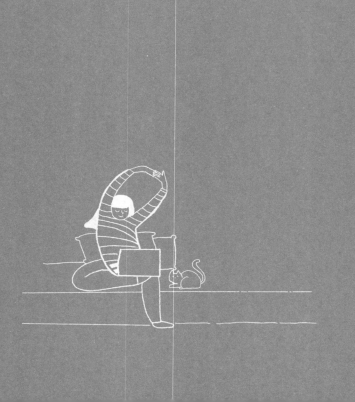

自信是支撑人生不断向前的能量

在本节，我们会聊一聊如何找回人生的自信。

首先，我们要说一下自信在人生当中起到了多大的作用。

如果失去了自信，我们可能就会没有勇气去争取美好的事业、爱情和家庭。如果失去了自信，我们可能会发现自己的人生正节节败退。

其次，我们再来看一下自信是如何失去的。

有一些人，可能是从小就没有了自信，这主要是来自父母对这个孩子的打击。这些人小时候，父母会经常说，你看看，你这里也不行，那里也不好，你看看隔壁的孩子，×××什么都比你强。在这样的成长环境里，这个孩子从小就不会有自信。可想而知，长大之后，不管自己有多么优秀，他都会觉得自己不够好。

还有一些人，从小是有自信的，但是长大之后，比如进入了某个很好的大学，发现大家都一样，他不再被视为那个最优秀的学生了。在这样的环境里，他也可能会失去自信。

或者，在一段感情中碰到一个非常强势的爱人，你也可能会因为受到很多打击而失去自信。

所以我们会发现，自信的能量来源并不是外界环境，而是我们的内在。

内在有了自信，我们就有了支撑自己人生往前走的巨大能量。而支撑我们的这种能量来自我们自己的认知，并不是来自他人。

比如一个孩子，他的自信来自他觉得自己好："我就觉得这身衣服我穿出去非常漂亮。"也许有些成年人会觉得这个孩子穿这身衣服不好看，但这并不会影响这个孩子对自己的评价，他穿这身衣服是因为自己认为好看，而不是别人的评价，这个就是自信的来源。

而成年人的自信则来自多年积累形成的某种认知体系，或者说评判这个世界对错、好坏的一套标准。这套标准没有对错高低之分，每个人可能都是不同的，但一个人的自信就是建立在这套自己独有的认知体系之上的。

所以，要想找回自己的自信，我们必须有自己独立的、对世界的认知体系。

如果一个人能长时间地对自己的内在做出积极、正面和肯定的暗示，那么他的自信就会不断增强，他的事业也好，爱情也好，可能都会呈现出他想要的样子。但是如果一个人的内在是不自信的，甚至是自卑的，那么他在事业、爱情等方面的期望，可能都很难实现。

因此，我们说自信对于我们的一生都是非常重要的。

但有一点我们一定要明白，就是在很多事情上，我们并不是一定要求得到外在的认可。因为外在给予我们的能量不足以支撑我们真的站起来，而内心的自信才能够支撑我们一直走下去。

这就是为什么我们建议大家长期去做这个找回自信的冥想，通过冥想，我们能够在自己内心深处建立起支撑自己人生的能量。只有这种能量才能够支撑我们往前走，实现自我的肯定，建立自己的能量场，真正实现自我的独立，这样外在的所有评判和干扰，对你都不会有任何影响。

当你有了自己的能量场，哪怕整个世界都认为你是错的，你也不会被打垮。因为你自己内心深处是相信自己的。

有勇气去行动——找回自信的冥想练习

从能量层面来讲，一个人失去自信，通常表现为太阳神经丛的脉轮不再通畅。太阳神经丛的能量属性是火能量，其实火能量主导的就是我们的勇气、自信和行动力。

从这三个词我们可以看到，自信其实和我们的勇气、行动力息息相关。很多时候，我们是因为没有勇气去行动，而影响了自信。

从另一个角度来说，当我们失去勇气、失去自信的时候，我们的行动能力也会变得很弱。

这三者是互相影响的。

所以提升自信有一个非常重要的路径，就是要有勇气去做。

当你想要完成某件事情的时候，可以下定决心先去做，不管是否能做成，"做"这个动作都会燃起你的火能量，帮助你慢慢地找回自信。

在找回自信的冥想当中，我们会通过潜意识的合作来重新调整我们的太阳神经丛，帮助我们找回自我肯定的力量。

接下来我们就一起来做找回自信的冥想。

找回自信冥想的引导词

请以舒服的姿势坐好或躺好。

保持脊柱直立，闭上你的眼睛，我们来做深深的呼吸。

深深地吸气到肺底。然后，慢慢地呼气。

我们做几次这样的呼吸。

如果你的身体哪里还有些紧张，就让你的呼吸流经那里，用呼气带走你的紧张。

......

请观想，有一道来自宇宙的光从你的顶轮进入，沿着你的脊柱来到你的心轮。

请观想，有一股来自大地深处的能量从你的海底轮进入，沿着你的脊柱向上来到你的心轮。

来自宇宙的光与来自大地深处的能量，在你的心轮处交汇，形成一个巨大的能量团，慢慢旋转。

接下来，我想请你用你的意识引导这个能量团来到你的太阳神经丛。

让这个能量团在你的太阳神经丛处，慢慢旋转、运作。

感受这个能量团带给你太阳神经丛的活力。

感受它，正在引燃太阳神经丛的火。

我会给你一点时间，让你去体会这种感觉。

无论你当下有什么样的感受或者情绪，请你接受它、感受它、允许他。

......

请让这个能量团继续在你的太阳神经丛处运作。

此时，我想请你观想，你正在照一面镜子。

当你在镜子中看到自己时，请你试着微笑。

请观察一下镜中的自己是什么样的，请你试着去装点镜中的自己。

让她变成你自己觉得最美好的样子。

她足够美丽、足够精神、足够健康、足够成功、足够强大、足够包容、足够有爱。

我想请你试着去赞美镜中的她，用你所有能够想得出的最美好的赞美之词，去赞美她。

你真美、你真棒、你很健康、你如此懂得爱、你如此包容。

我会给你一点点时间，请你试着去和镜中的自己，完成这段赞美对话。

……

当你完成了这段对话之后，请将镜中的自己邀请回你的身体，你们重新融为一体。

感受一下你当下的感觉，你可以重新开始关注自己的呼吸，关注自己的身体，将意识慢慢地带回当下。

当你的意识已经回归，你就可以慢慢睁开眼睛，回到当下的世界了。

扫码收听
找回自信冥想的
引导词

完成这段冥想之后，大家有什么样的感觉呢？

其实这个照镜子的活动，我们在冥想之外也可以经常做。你还记得在冥想当中你把镜中的自己装点成了什么样子吗？在现实生活当中，你也可以把自己装点成你认为最美好的样子，去照照镜子。然后对着镜中的自己去微笑、去赞美，对镜中的自己说："你简直太漂亮了，简直太强大了，简直太有爱了……"

在生活当中经常做这样的自我暗示，你一定会变得越来越自信。

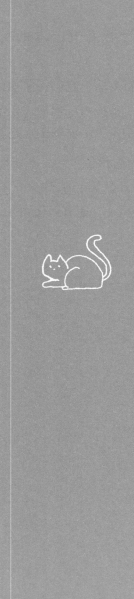

第十二章

在冥想中疗愈失去之痛

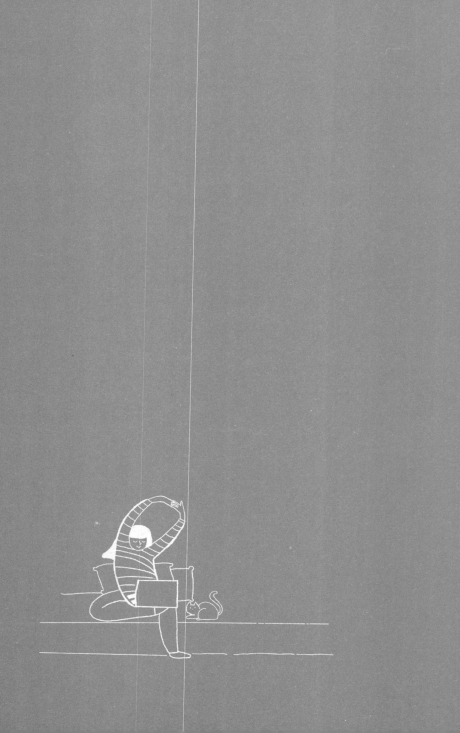

人生是一个慢慢失去的过程

在 本节，我们将聊一聊如何去理解失去，以及由此引发的悲伤。

失去，其实在我们人生当中是一种常态。

在从小到大的成长过程中，我们一直都在慢慢地失去一些东西，比如失去父母，这里讲的失去，是指父母不再像我们最小的时候那样爱我们。我们还会失去很多曾经喜欢的玩具、衣服，等等。

所以人的一生，从出生到离开人间，就是一个慢慢失去的过程。

而这种失去会给我们带来很多内在的痛苦，每一次失去都会让我们产生一些愤怒或者悲伤的情绪。这些负面情绪背后的底层逻辑是，我们认为这些东西本应该是我们的，所以当失去它们的时候，我们就会产生痛苦的感觉。

在生活中，如果我们认为自己的爱人、孩子是属于我们的，那么当他们离我们而去时，我们就会产生痛苦。

比如孩子离开家去上大学了，父母会突然感觉好像失去了这个孩子，真的是这样吗？其实，这些父母有这种失去的感觉，只是因为他们在内心深处觉得这个孩子好像不再属于自己了，或者说已经没有了他们能够控制孩子的机会了。

再比如，在婚姻、爱情关系中，一旦爱人表示不爱你了、要跟你离婚，或者说要离开一段时间，你都有可能会产生一种失去对方的感觉。这种情绪长时间积累，会让你内在产生很多不平衡的能量。如果你每天都能够及时处理这些不平衡的能量，那么你会活得越来越开心。

从认知的层面去理解，其实所有的失去都是非常自然的现象，或者说，那些失去的东西或者人，本来就不属于我们。而我们真正应该去珍惜的，或者真正应该留在内心深处的，是这些东西或者人曾经陪伴我们度过的那些美好时光。

如果能对失去建立这样的认知，那么我们在内心深处留下的都将是积极、美好的能量。

当失去某个人或者某件东西之后，除了刚才说的那些曾经留下的美好回忆之外，我们更应该去珍惜自己当下的生活。

接受了曾经的拥有，也接受当下拥有的东西，我们才能够更好地享受现在的生活。否则，我们就会长时间地活在因为失去而产生的恨或者是怨里面，这也会让我们有很多的不舍或不平衡的能量。对于这些淤积在内心的负面能量，我们就可以用冥想的方式来处理。

下面我举的这个例子，可以让大家更容易理解失去之后能看到什么，以及如何去真的活在当下。

两年前我结识了一个朋友，当时他家里还比较富有。但在之后的两年里，他家投资了几千万元去开拓一项新业务，结果全部投资都赔掉了。

后来我再见到他时，发现他身上带着很多的自责、后悔之类的不平衡的能量。身边的一些朋友也离开他了，甚至有些亲戚会在见面时指责他，这些变化使他的人生走入了低谷，从情绪到身体都出了很多的问题。

找到我之后，我告诉他："第一，这些金钱其实最初并不属于你，你只是用了某一种方式，使用了这些钱而已，所以我们不得不去接受我们失去那些东西的现实。第二，在这个当下，还有没有关心你的人？"

在那段时间里，他的爱人和他的孩子对他是很好的，一直在关心他，怕他会出什么事儿。

所以我让他看到，其实他当下有一个非常美好的家庭，如果他能够看到当下的生活并接受当下的人生，他就会开心得多。

所以有时候，我们应该让那些失去的人或东西自然地走掉，并且珍惜所有曾经的回忆，同时活在当下的生活里，去享受当下能够找到的快乐。

失去了珍爱的东西之后——疗愈失去之痛的冥想练习

就像上一节所讲的案例一样，其实我们生命当中有一个基本的规律，就是能量平衡法则。能量的平衡在我们的生活当中随处可见，当我们失去一些东西的时候，其实这个能量一定会在另外一些地方补充回来，实现我们人生的能量平衡。

比如，在上一节的这个案例中，这个人失去了几千万元的财富，但是他得到了真正的家人的爱。

有时候你可能会失去财富，但是这也可能让你看到生命当中真正爱你的人是谁。

有时候你可能会失去爱人，但是这也可能让你获得一份非常深刻的成长。

有时候你可能会失去亲人，但是这也可能让你获得更大的成长空间。

所以我们在失去的时候，需要看到生命当中的另一份所得到底是什么，人生就是在这样的得失之间不断成长的。

当失去某个人或某件物品时，如果能将眼光放在所得上，放在当下所拥有的上面，我们的情绪就会得到一定程度的疗愈。

当然，失去一定会带给我们难过、痛苦，甚至深深的悲伤情绪，我们可以用冥想的方式来疗愈这份情绪。

接下来我就来带大家做这个疗愈失去之痛的冥想。

疗愈失去之痛冥想的引导词

请以最舒服的姿势坐好或躺好。

保持脊柱直立，轻轻地闭上眼睛，我们来做深深的呼吸。

深深地吸气到肺底。然后，慢慢地呼气。

如果你的身体哪里还有些紧张，就让你的呼吸流经那里。让你的呼气，带走那份紧张。

让我们一起做几次这样的呼吸。

……

现在，请观想，有一道来自宇宙的光从你的顶轮进入，沿着你的脊柱来到你的心轮。

请观想，有一股来自大地深处的能量从你的海底轮进入，沿着你的脊柱向上来到你的心轮。

请观想，来自宇宙的光与来自大地深处的能量，在你的心轮处交江，形成一个能量团，慢慢旋转。

然后，我们来感受这个能量团慢慢扩散，将它的能量输送到你的全身。

你可以体会一下这种被能量充盈的感觉。

……

下面，我想请你邀请那个你失去的人或事物来到你的面前。

请你认真地看着他/它，观察他/它，并试图拉近你和他/它的距离。

接下来，我想请你发自内心地面对着他/它，对他/它说：

"感谢你，曾经来到我的生命中，带给我快乐与满足。

"在未来的日子里，你和我将有不同的走向。

"祝福你，会有更美好的未来。

"也祝福我，在没有你的日子里，幸福、快乐。

"感谢这份缘分，我们都终将圆满。"

接下来，我会给你一点时间，去表达你对他/它的感恩与祝福，并去做最后的告别。

……

接下来，我想请你与他/它做最后的告别拥抱。

然后，将他/它送出你的冥想空间。

彻底放手，让他/它离去，渐行渐远。

我会给你一点时间，整理一下自己的心情。

……

然后，你可以重新关注你的呼吸，关注你的身体，将你的意识慢慢收回。

当你的意识已经完全回归，你就可以慢慢地睁开眼睛，回到当下的世界了。

扫码收听
疗愈失去之痛冥想的引导词

在刚才的冥想当中，我们带大家一起去感受了失去的痛苦，但与此同时，我们也一起去感受了自己当下所拥有和得到的美好。

希望大家在生活当中，不管失去什么还是得到什么，都能够以平常的心态去看待它，我们的心情就自然会平和很多了。

这个疗愈失去之痛的冥想，大家在生活当中可以常做，它会有助于平衡我们生命的能量。

第十三章

在冥想中找到财富方向

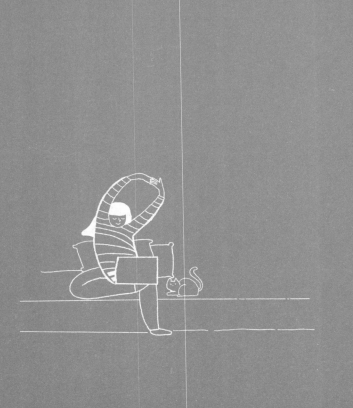

找到积累财富的方向

在 本节，我们跟大家聊一聊财富的方向。

在日常生活中，我们会发现，如果一个人走对了方向或者是做对了一些事情，他获得财富会容易得多。如果一个人所做的事情并不是他的天赋所在，赚钱的方向又不对，那么他可能即使努力很长时间，获得的也会特别少。甚至这些人会觉得："为什么我付出了那么多，收获好像还没有那些看似什么都没有干的人多？"其实，这里的根本原因可能就是方向选择的不同。

每一个生命最深处，都带着属于他自己的财富方向和积累财富的能力。这个方向和能力，需要我们到自己的内心深处去寻找。

比如我自己，我曾经并不是从事现在这个行业的。但是我自己生命的成长进程，会让我对生命本身有很多的困惑和不理解，会有痛苦、焦虑，等等。当我用十年的时间把这些困惑、痛苦探索明白的时候，我的人生就被推到了身心灵这条路上来。

这就是我的财富方向。

所以，如果你走对了方向，那么你的生命成长或是财富的获得会容易得多，而且也会开心得多。

还有一点要跟大家说的是，我们很多人虽然有时候会获得一些财富，但是如果我们做的事情并不是让自己开心的，或者说，我们所做的事甚至会消耗我们很多能量，那我们这些财富的获得其实就意义不是很大了。

比如，你不喜欢正在做的这份工作，但又不得不依赖这份工作中获得的一些财富去生活。这时，你会发现自己一直在煎熬，或者说这份工作一直在消耗你的能量，继续做这份工作，对于你来说会很艰难，而且没办法让自己成长。

这就是我们为什么想让大家去找到属于自己的、真正的财富方向。

反过来，如果你正在做的事情或者方向，既是你感兴趣的，也是你能够去获得快乐的，那么这件事也很可能会让你获得更多财富。

几年前，国内一个知名企业的高管找到我做咨询。他当时的收入应该是很高的，每次去商场购物，花费都要在10万元甚至20万元。我发现，他其实是想通过买东西去得到更多的快乐。这也从另一个方面反映出，他的工作其实并没有给他带来足够的快乐，他只不过用很消耗自己的能量或者很辛苦的方式去获得了一些财富，然后又在消费上面来让自己获得一些补偿。

所以找到我的时候，其实从精神层面到身体层面，他已经出现了很多问题，整个人也变得很胖。在之后的两年里，通过我们的线下课，包括后来我给他做的一次催眠，他的人生发生了180度的转变。

前不久，我去广州，我们还在一起聊了一次，他看起来很开心。他现在的生活、家庭以及自己的身体状态都比两年前好多了。

他现在做的工作是把自己打造成一个IP，并且帮更多的企业找到自己的定位等。这个工作是他自己特别想做的，而且在这上面他能找到很多新鲜感，产生很多创意。可以说，这才是他真正要走的那条路。在这份工作上，他获得财富其实比原来更容易了，他不会有那么多的内耗和辛苦，不会有那么多来自业绩考核等方面的压力。

其实，每个人都有自己天生的应该去获得财富的那个方向。

所以我希望大家能够通过我举的事例，明白不要为了简单地获得财富而过度消耗自己的能量，要真正找到属于自己的，既能获得快乐又能够轻松获取财富的方向。

工作很累，收获很少——找到财富方向的冥想练习

我们每个人的财富方向到底和什么有关呢？

其实影响我们财富方向的因素有很多，比如我们每个人都有自己与生俱来的天赋，我们的财富方向往往和我们的天赋相绑定。与此同时，我们所生活的时代也会引导我们去寻找自己的财富方向。

在寻找属于自己的财富方向时，一个特别重要的标准就是我们的内心感受。在寻找财富方向的过程中，如果你发现有些事情做起来很开心、很顺手，而且在这个过程当中你特别有价值感，那么或许这就是属于你的财富方向。但是如果你在做一件事情的时候，一直都觉得特别不顺、特别痛苦，或者感觉只是在不断地简单重复，没有任何价值感，那么这条路或

许就不是你的财富方向。

你的财富方向到底在哪里呢？

我们通过冥想来帮助大家找一找，接下来，我们就一起来做这个寻找财富方向的冥想。

找到财富方向冥想的引导词

请以最舒服的姿势坐好或躺好。

保持脊柱直立，放松你的身体，慢慢地闭上眼睛。

我们来做深深的呼吸。

深深地吸气到肺底，然后慢慢地呼气。

如果你的身体哪里还有些紧张，就让你的呼吸流经那里，慢慢地带走这份紧张。

我们做几次这样的呼吸。

……

请观想，有一道来自宇宙的光从你的顶轮进入，沿着你的脊柱来到你的心轮。

请观想，有一股来自大地深处的能量，从你的海底轮进入，沿着你的脊柱向上来到你的心轮。

请观想，来自宇宙的光与来自大地深处的能量，在你的心轮处交汇、融合，形成一个能量团，慢慢旋转。

随着旋转，能量团慢慢地扩散，将能量输送到你的全身。

你可以体会一下这种被能量充盈的感觉。

……

现在请你观想，你的面前出现了一道楼梯。

你可以观察一下，这是一道什么样的楼梯。

当它逐渐清晰，我想请你试着走上这个楼梯。

沿着它的台阶向上，一阶一阶走上去。

你可以继续观察楼梯的两边，分别是什么样子的。

一直向上，直到你看见一扇门。

请你试着打开这扇门，然后走进去。

你可以观察一下，这扇门内是什么样的，都有什么。

当你逐渐适应了门内的环境，我想请你观想你的面前正在出现一个大屏幕。

请你为这个大屏幕投射一个指令：

"请大屏幕为我展示我未来的财富方向，感恩。"

接下来我会给你一点时间，让你观看大屏幕为你展示的画面。

无论是什么，你只需要去观看，无需做任何评价。

······

如果你已经观看完这些画面，那么请你再次表达你的感谢。

然后，走出刚才那道门，再沿着刚才的楼梯走下来。

当你回到地面之后，你就可以重新开始关注你的呼吸，关注你的身体，收回你的意识。

当你的意识已经完全回归，你就可以慢慢睁开眼睛，回到当下的世界了。

扫码收听
找到财富方向冥想的引导词

这一次的冥想非常重要，它或许对你未来的事业选择、职业选择都有重要的引导作用，所以一定要认真地做起来。

第十四章

在冥想中瘦身

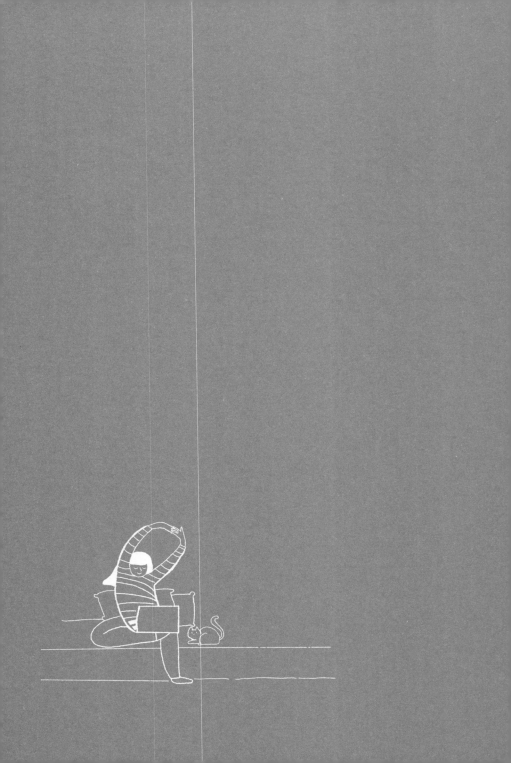

肥胖有时来自内在的情绪和压力

在本章，我们来跟大家聊一聊如何通过冥想的方式减肥。

在日常生活中，很多人会用节食、增加锻炼甚至用一些药物的方式减肥。但这些方式长期使用下来，很多人发现体重很容易就会反弹。经过十几年的探索，我们发现，很多时候肥胖跟吃并没有太大的关系。

也就是说，有些肥胖其实来自我们内在的情绪或者认知造成的问题。

比如，当工作或者生活给你带来了巨大压力时，你很可能会呈现一个肥胖的状态。对于这种肥胖，用我们前面提到的那些常见的减肥方式是不太可能真正瘦下来的，因为它的根源在于我们的情绪而不是食物。

再比如，对抗心理也会让一个人产生身体上的肥胖，特别是小孩子。有些孩子上学之后，会突然间呈现肥胖的状态。这可能是因为孩子在学校里要对抗某些同学或者老师，所以会呈现出肥胖的状态。有些成年人也会是这样，当你想要去对抗某一个人，比如你的父亲、母亲或者领导时，你也会呈现肥胖的状态。这类肥胖也是我们内心深处的问题造成的，跟吃没有任何关系。

还有一些肥胖是我们的一些意识造成的。

比如，在成长过程中，你总是被别人忽略，特别希望被别人看见。当有了这个念头时，你的身体很可能会呈现一个肥胖的状态，因为只有胖才会更容易被别人看见。

总之，肥胖有很多种原因，其中有很多是内在的问题。

因此，我们可以通过冥想的方式来疏导自己内在的这种情绪。只要你的这些负面情绪减少了，身体肥胖的状态也就会自然消失了。

下面我来讲两个例子。

第一个例子是一个小伙子，找我做咨询的时候，他的身体就已经很胖了。后来在聊天的过程当中，我发现他非常排斥他的父亲。在过去的十几年当中，他跟父亲一直处于一种非常对抗的状态。当然我们在这里不去细说他和原生家庭之间的这些问题，他来找我是做心理咨询和催眠的。但不到半年的时间，他的身体就瘦回来了。

他之所以能瘦回来，并不是因为他采取了节食或者吃了什么减肥药物，就是因为他意识调整之后，与原生家庭和解了，不再去对抗了。他这种对抗的能量走掉了，他的身体自然也就瘦回来了。

第二个例子是一个女孩。

她第一次来上我的课时，说自己是"虎背熊腰"，特别想去减肥。经过深入了解，我发现，她的这种肥胖来自她扛了太多的压力和负担，这使她有巨大的恐惧。

压力和负担导致的肥胖大多会呈现在背部，所以她的后背很厚实，有很多肉。她的腰部也是储存了太多的这种恐惧的能量，导致她怎么减肥也减不下去。

经过一段时间的冥想和疗愈之后，她确实瘦了很多。

通过这些案例，我想告诉大家，我们很多人的肥胖跟吃没有什么关系，就是我们的认知和内在的能量淤堵造成的。

过劳肥——瘦身冥想练习

中医有一个理论叫作代偿反应，就是当你身体里面缺失某一种能量的时候，身体就会自动地过度产生很多这种能量，形成了一种代偿反应。

这种代偿反应在肥胖的人当中非常常见。就像上一节的案例所提到的，当你觉得自己没有力量的时候，你的身体就会长出许多肥肉，让你显得有"力量"。

所以，我们可以通过冥想、静心，来消解这种代偿反应，与此同时，这也能帮助我们去燃烧掉身体上的这些小肉肉。

接下来我就带大家来做这个瘦身减肥的冥想。

瘦身冥想的引导词

请以最舒服的姿势坐好或躺好。

保持脊柱直立，闭上你的眼睛，我们来做深深的呼吸。

深深地吸气到肺底。然后，慢慢地呼气。

如果你的身体哪里还有些紧张，就让你的呼吸流经那里，带走你的紧张。

请观想，有一道来自宇宙的光从你的顶轮进入，沿着你的脊柱向下来到你的心轮。

请观想，有一股来自大地深处的能量，从你的海底轮进入，向上来到你的心轮。

来自宇宙的光与来自大地深处的能量在你的心轮处交汇、融合，形成一个巨大的能量团，慢慢旋转。

接下来，我想请你专注地为这个能量团注入一个意识。

邀请它，帮助你燃烧掉身体里多余的、累赘的能量。

你可以用默念的方式告诉它，也可以在意识中写一个纸条，贴在这个能量团上。

接下来，请你用你的意识引导这个能量团到你需要减脂的部位。

　　然后邀请它在这里旋转、运作、燃烧，带走你多余的能量，多余的脂肪。

　　你可以去体验这种感受，是发热还是发凉，是否有能量运作的感觉。

　　无论有什么样的感觉，都请你接受它，你只需要去感受它。

　　我会给你一点点时间，让你的能量团在这里继续运作。

　　你可以将这个能量团，留在需要减脂的部位，让它继续自主地运作。

　　……

　　接下来，你可以慢慢收回你的意识，重新关注你的呼吸，关注你的身体。

扫码收听
瘦身冥想的
引导词

　　当你的意识已经收回，你就可以慢慢睁开眼睛，回到当下的世界了。

做完刚才的冥想，不知道大家有什么样的感受。或许有些人会觉得肚子饿了，因为这个能量团一旦运作，它就会带走你很多能量。如果你觉得饿了，可以稍微吃一点点东西，但是不要吃太多。因为这个时候能量团还在继续运作着，它正在帮你减脂。

还有一些人可能会觉得有点累，毕竟能量有所消耗，这个时候你可以稍微休息一会儿。有时候，工作或者生活的压力会让我们过于疲劳，造成过劳肥，所以合理地安排自己的作息，控制好生活和工作的节奏，其实也是非常好的瘦身办法。

如果你的身体有多个部位需要减肥，那么可以多做几次这样的冥想。

第十五章

在冥想中疗愈情感创伤

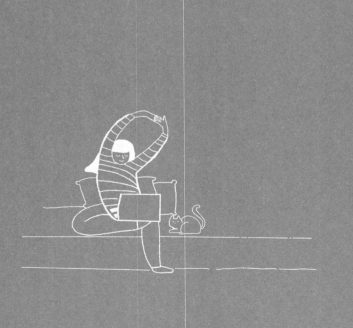

那些在亲密关系中受过的伤

在本节，我们来聊一聊如何疗愈那些曾经在亲密关系中受过的情感创伤。这些伤痛可能会久久地停留在我们内心深处，导致我们没有办法再次去尝试建立新的亲密关系。

很多人到了中年，都会更倾向于选择自己过，或者随便找一个人一起凑合着过日子。对于后者的做法，我有不太一样的观点，我觉得，如果只是凑合着过日子的关系，那么我宁愿不要它，因为这对我来说毫无意义。想去拥有一份亲密关系，本质上是要去体验关系中的那份爱。如果你在这段关系里面感受不到爱，那么这段关系就没有存在的意义了。而且，这样的关系很可能就会变成纠缠，变成互相的怨和恨。

如果一直处在这样一种不平衡和纠缠的能量当中，

你的人生也会越来越不顺利，整个人可能会老得越来越快。

到了中年，很多朋友会说不再去相信爱情了。其实这么说的人，大多是曾经受过伤的，而他们的这份伤痛并没有真的被疗愈过。他们也因此再没有勇气去敞开自己了，反而会把自己完全封闭起来，不再去真的爱一个人，也不再去感受和付出，去体验爱本身了。这样也就永远都不可能真正体验到亲密关系带来的快乐。

所以，只有真正地去正视和疗愈自己曾经的情感创伤，我们才会去真正地重新敞开自己，去体验充满爱的亲密关系，去接受我们真正相信的爱情。

下面我请大家看一个例子。

曾经有一个女孩来找我做咨询。她曾经很爱一个人，财富、情感都付出了很多，而且付出了三年的时间。但是这个人最后给她的答复是"我们不合适"，所以不愿意跟她走入婚姻。

这个女孩感觉非常受伤，而且非常痛苦。时间长了之后，这种受伤和痛苦就变成了怨恨，她觉得："我付出了这么多，我对你这么好，你为什么说我们不适合？"

她找到我之后，我给她做了详细的分析，让她搞清楚这份所谓的受伤的感觉和怨恨是从哪里来的。

她觉得自己付出了就应该得到回报，觉得自己对这个人好，这个人就应该跟他结婚……这些都只是她的一厢情愿。很多人也都有这样的想法，觉得自己付出了就应该得到回报，所以当付出之后没有得到回报时，他们就会感觉自己受伤了。

但实际上，两个人是完全不一样的个体，性格可能有很大的差异，喜欢的爱的方式也不一样，如果只是某一个人单方面地喜欢另一个人，那么这种爱情或者这种感情其实是不可能走到结婚的。

所以我们在选择爱人的时候，或者说我们在这种情感的相互交流过程中，建立的这种爱一定是平等的、互相的。如果只是一方永远在付出，那么这份感情一定不会圆满。

还有一些情感创伤可能会比较深。可能两个人的爱确实是相互的，甚至两个人已经结婚了，有了孩子。这时，一方可能用某种方式伤害了对方，比如出轨并提出离婚等，给另外一方带来巨大的伤害。

这种情感创伤的背后，其实也有很多我们自己不太愿意去接受的东西。

第一，就是我们认为婚姻应该是从始而终的，我们认为爱人是属于我们的，是唯一的，他不可能或者我们不允许他有任何其他的念头，或者哪怕有一瞬间不爱我们。当想用这样的方式去控制对方的时候，我们很可能会总是给他打电话，问他在哪里，甚至经常会问他下班了没有，问他吃了什么，等等。所有这些问话，背后的目的都是为了让他赶紧回家待在我们身边。

而对方接收到这些信息之后，会感到自己被控制了，他觉得自己的人生完全没有了自由。随着这种感觉不断加深，他迟早有一天会离开这个婚姻或亲密关系。

当他离开的时候，他可能自己都不知道为什么。我们也会觉得："我这么爱你，我天天这么关心你，我对你不好吗？你怎么还会想离婚？"

其实，这背后更多的原因是我们对爱人的这种控制，而控制的背后是因为我们没有足够的自信，没有足够地爱自己。也就是说，如果你足够爱自己，其实你是不会恐惧的，就算是离婚，就算是对方出轨了，你依然可以活得很好。

当然，这种剥离是很痛苦的，或者说，要把曾经两个人在一起的这种能量分离开，是要经历一个短暂的痛苦的，这个是可以理解的。

如果我们对自己足够有自信，足够爱自己，我们就可以从这种伤痛里很快走出来。

还有一种情况，就是有的人在亲密关系当中，一直执着于要得到对方的爱或者认可。

下面再给大家举一个例子。

前段时间有一位男士找我做咨询。他其实特别希望自己的爱人在他出差、加班或者是应酬时，能够给他打一个电话或者发一个微信，去关怀、安慰、问候一声。但他的爱人则觉得："嗨，你在外面已经很忙了，都出差在路上了，我就不要去打扰你了。"

不过，他爱人来跟我面谈的时候，说有一个现象很奇怪，就是如果这位男士出差了或者回来晚了，而她打了电话或者问候了一声，他回到家之后就会很开心，他有可能没来得及接这个电话，但依然觉得很开心。但是如果这个男士的爱人没有给他发去问候或电话，他回来就可能会很生气，而且这种生气的情绪，他还不会直接去表达。

所以后来我就跟这位男士的爱人说，他是因为需要被关注，需要感受到更多的爱，他的内心深处可能需要更多的认可，需要更多地被关注到，这样他才觉得这份爱是真实存在的。而这些关注和认可，都是通过我们亲密关系当中的很多小事情、细微的事情来体现的。

但是在现实中，很多人不是很擅于去直接表达这些东西，这样就有可能演变成莫名的争吵，甚至会说出"你不爱我"等伤害性的话。这些话和争吵可能就会带来一些情感上的伤痛，而很多人往往看不到这背后潜藏于自己内心深处的原因。

亲密关系是一个非常庞大、复杂的课题，我们在这里没有办法说得特别详细。但是我们的观点可以总结成一句话：

🧘 亲密关系其实就是一种成长的关系。

两个完全不同的个体在一起，如果没有任何问题，那是不正常的，有问题才是正常的。

因为这些情感问题，正是两个人成长的机会。

刚刚结束一段关系——疗愈情感创伤的冥想练习

我们在情感当中所经历的所有创伤，都是因为我们曾经认认真真地爱过。没有付出过真心的爱，又何来创伤之说呢？

所以，在遭受某种情感创伤之后，大家首先不要自责，不要觉得是因为自己在这份感情当中付出的不够多，或者不够爱自己，才会让自己受伤。

或许这个理由是成立的，即因为我们在情感当中并没有很好地去保护好自己，才会让自己受伤。但是，另一方面，受伤也在告诉我们，自己还有很大的成长空间，所以每一次情感创伤过后，我们都需要看到自己到底经历了怎样的情绪过程，我们又该如何去疗愈这份情绪，让自己拥有更强大的爱的能力。

当再走入任何一段新的情感关系当中时，我们都有更强的能力去爱，都能感受到更深的幸福，那才是这段情感创伤真正的意义。

我们接下来一起来做疗愈情感创伤的冥想。

疗愈情感创伤冥想的引导词

请以最舒服的姿势坐好或者躺好。

保持脊柱直立。闭上你的眼睛，放松你的身体，我们来做深深的呼吸。

深深地吸气到你的肺底。然后，慢慢地呼气。

如果你的身体哪里还有些紧张，就让你的呼吸流经那里，带走你的紧张。

我们做几次这样的呼吸。

……

请观想，有一道来自宇宙的光从你的顶轮进入，沿着你的脊柱向下来到你的心轮。

请观想，有一股来自大地深处的能量从你的海底轮进入，沿着你的脊柱向上来到你的心轮。

来自宇宙的光与来自大地深处的能量，在你的心轮处交汇、融合，形成一个能量团，慢慢旋转。

你可以去感受这个能量团的旋转，并感受这个能量在慢慢扩散，扩散到你的全身。

接下来，我想请你观想，你面前有一面镜子，而你正在从镜中看到现在的自己，你可以观察一下镜中的自己是什么样子的。

接下来，我会带着你一起对镜中的自己说一段话（当我提到亲爱的"某某某"时，请你将"某某某"替换成自己的名字）。

"我们现在开始。

"亲爱的某某某，我知道你曾经那么相信爱，但你却被辜负了。

"那不是你的错，爱是世界上最美好的情感。

"你依然要相信，真正属于你的爱，即将到来。

"亲爱的某某某，我知道你曾经那么依恋他，但你却被抛弃了。

"那不是你的错，依恋与爱永远相伴随。

"今天你可以更强大，敢于去依恋，也敢于被依恋。

"亲爱的某某某，我知道你曾经那么自信，但你却被打击了。

"那不是你的错，你的好，不需要被别人定义，你依然是那个熠熠发光的你。

"亲爱的某某某，我知道你此时有多难过。

"难过也不是你的错，你可以放肆地哭泣，让眼泪带走所有的委屈和怨恨，然后你依然可以灿烂地向前走。

"亲爱的某某某，我知道你还需要一点时间，那就给自己一点时间。

"你要相信，只要时常对自己微笑，一切都会越来越好。"

接下来我会给你一点时间，你可以给镜中的自己更多的鼓励，并对他保持微笑。

你可以观察镜中的自己有什么样的变化。

……

如果觉得舒服一点了，你就可以慢慢地收回你的意识，重新关注你的呼吸，关注你的身体。

当你的意识完全回归之后，你就可以慢慢睁开眼睛，回到当下的世界了。

扫码收听
疗愈情感创伤冥想的引导词

通过一次冥想，大家或许能够疗愈一部分的情感创伤，但是很难真正把我们那份深深刻在骨子里的伤痛完全疗愈。所以这个疗愈情感创伤的冥想是需要大家经常去做的。

如果你能够坚持每天去做一会儿这样的冥想，相信隔一段时间之后，你会重新找回那份爱的勇气，重新走入新的情感关系当中。

第十六章

在冥想中消解恐惧

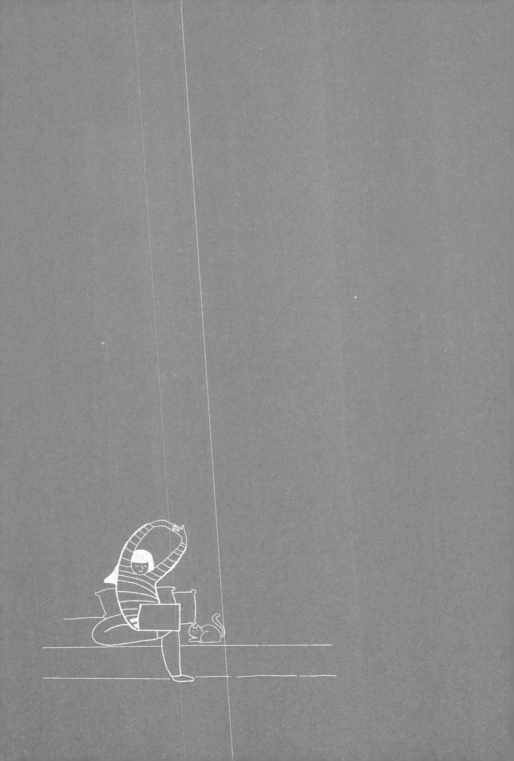

那些阻碍我们成长的恐惧

在本节，我们来聊一聊恐惧。

恐惧也是一种能量，它其实是我们每一个人从小就有的，开始的时间之早，超越了很多人的想象。

我们每个人内心深处都有或多或少的恐惧，比如有的人恐高，有的人怕蛇、怕狗，等等。还有一些恐惧，可能并不是具象的，而是我们想象出来的未知的恐惧，比如对还没有发生的一些事情的恐惧。

这些恐惧如果在内心的最深处长时间慢慢积累，其结果就是你再也没有勇气去做本心想做的事情。比如没有勇气去追求自己想要的事业、想要的生活、想要的未来，慢慢的，你就没有了信心。如果内心有太多的恐惧，那么这些恐惧就会阻挡你走向更好的未来。

我经常说，其实每个人都有一条适合自己的人生之路。但如果你的内心深处每天被太多的恐惧能量所充斥，那么你的人生之路很可能就走不下去了。你会被这种恐惧的能量拉入更低频的状态里，你会觉得，"哎呀，这个事情我做不了，那个事情我不敢做"，等等，这样你的事业和财富都会停滞不前。你可能还会觉得，"我配不上她"，或者"他比我更优秀"，这样你也很可能找不到适合自己的爱人。

如果你的思想、你的行为都是因为恐惧而产生的，那么你会天天活在恐惧里，人生之路也会越走越差。所以，我们不得不去学习如何处理这些恐惧的能量，而恐惧的后面其实就是认知。

如果人生是一场旅行，如果你想更好地完成这趟旅行，你就需要去看到世界上更多美好的东西，这样你的恐惧就会越来越少。所以不管这个世界怎么变化，如果你内心深处的能量是平静的，或者说你是开心、轻盈的，你就能够拥有一个相对美好的人生。

但如果你内心深处有太多的恐惧，即使你获得了很多的物质财富，你活得也不会开心。

在人生当中，有两种能量在驱使我们往前走。

第一种是恐惧，第二种就是快乐。

你的人生是在被哪一种能量驱使着往前走？

如果你是在恐惧能量的驱使下去获得物质、获得财富，你就会因为害怕而不得不去赚更多的钱、存更多的钱，甚至囤积物品。在这种状态下，你即使获得了更多的物质财富，也不会真正开心。

如果你能用更快乐、更积极的能量去驱动自己的人生，那么生活的感受会完全不一样。

讲到这里，我们不得不说一下吸引力法则。按照吸引力法则的规律，你会被积极的能量和认知吸引到那条更好的人生路径上去。如果你想活在快乐、轻盈的状态里，那就要学会疗愈自己的恐惧。因为恐惧的能量会导致你不敢往前走，不敢去实现自己人生的很多目标。

我有一个来访者，他的生活如果从物质层面来看，其实基本没有问题。但对于金钱的匮乏感和各种恐惧，让他越活越紧张，越活越恐惧。他每次花一点钱给自己买衣服，都要反复计算；给孩子报一个兴趣班，他也要去计算花了多少钱。每次计算都会加剧他对于金钱匮乏的恐惧。这让他不仅有了很深的匮乏感，还让他感觉在现实生活中挣钱越发艰难了，因此更不敢花钱了，对金钱匮乏的恐惧也就越来越深。

所以，从源头上消解了恐惧的能量，我们就可以更开心地生活，用另外一种能量状态去创造自己的人生。

除了在认知层面认清恐惧的来源，我们更多的是需要去处理这些年积累在内心深处的这些长期存在的恐惧。在这方面，冥想是一个很好的方法。

当你感到害怕的时候——消解恐惧的冥想练习

恐惧可以说是一种感受，而这种感受可以带来很多负面的情绪。

比如焦虑，就像上一节所讲的案例，如果一个人害怕贫穷，那么一旦手里面的钱少了，或者是钱花得多了，他就会产生焦虑感。还有一些人会因为恐惧而产生愤怒、悲伤的情绪。

所以，我们可以通过冥想的方式来清理内心当中恐惧的感受，消解不良的情绪，有更多的勇气去做出正确的人生选择。

接下来我们就一起来做消解恐惧的冥想。

消解恐惧冥想的引导词

请以最舒服的姿势坐好或躺好。

保持脊柱直立，慢慢地闭上眼睛，放松你的身体。

我们来做深深的呼吸。

深深地吸气到肺底。然后，慢慢地呼气。

如果你身体哪里还有些紧张，就让你的呼吸流经那里，带走你的紧张。

我们做几次这样的呼吸。

……

请观想，有一道来自宇宙的光从你的顶轮进入，沿着你的脊柱向下来到你的心轮。

请观想，有一股来自大地深处的能量从你的海底轮进入，沿着你的脊柱向上来到你的心轮。

来自宇宙的光与来自大地深处的能量在你的心轮处交汇、融合，形成一个能量团，慢慢旋转。

下面，我想请你用你的意识引导这个能量团来到你的太阳神经丛。

这个能量团正在你的太阳神经丛处旋转，并释放强烈的能量。

　　你可以感受一下这个能量团在你太阳神经丛处运作的感觉。

　　请你一边感受能量团在你太阳神经丛处的运作，一边在心中默念以下的引导词：

　　"我有勇气面对挫折，所有的挫折都是我成长的阶梯。

　　"我有力量面对困难，所有的困难都在告诉我需要学习什么。

　　"我有信心迎接挑战，所有成败都只是生命的体验。

　　"我无惧过去，因为过去已被我远远地甩在身后。

　　"我无惧未来，因为未来由我去创造。

　　"我也无惧当下，因为我对当下的一切都充满了爱。"

　　我会给你一点时间，请你继续感受这个能量团在太阳神经丛处的运作。

　　……

　　接下来，你可以感受这个能量团的能量从太阳神经丛处慢慢向全身扩散。

　　请你去体会一下你的全身被能量充盈的感觉。

　　当你感觉全身已充满了能量时，你就可以重新开始关注你的呼吸，关注你的身体，收回你的意识。

当你的意识已经完全回归，你就可以慢慢睁开眼睛，回到当下的世界了。

扫码收听
消解恐惧冥想的
引导词

在生活中，我们时常会感到恐惧，这是人们非常正常的一种感受。大家不用为这种感受而感到自责，只需要去接受它，然后再通过一些方法和手段去清理这些恐惧。

在人生中，我们不可能完全做到无畏，无畏只有两种可能性。

第一种叫作无知者无畏，我们当然不希望自己是这种无畏的状态。

第二种就是像圣人一样，对所有的事情全部都看淡了，其实这种情况我们也很难达到。

所以，普通人心中产生恐惧是一种正常的表现，而且我们可以通过冥想的方法和手段去消解它。

第十七章

在冥想中学会原谅

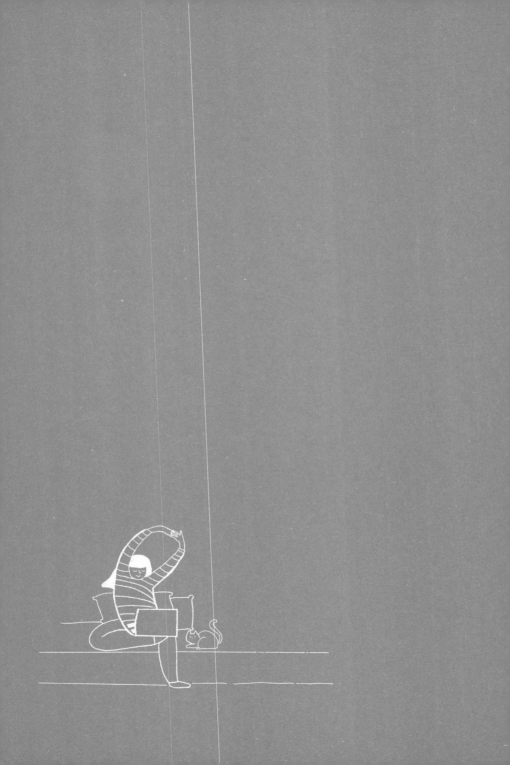

原谅他人，原谅自己

在本节，我们聊一聊如何与他人和自我和解。

在社会当中生活，其实有很多的事情和人需要我们原谅，这里的原谅，主要可以分为两类：

第一类是我们原谅别人，第二类是我们原谅自己。

我们先来说如何原谅自己。

第一我们要知道，在做那个选择的时候，我们的认知也好，我们的很多行为也好，在那个当下是最好的。如果你能这么想，你就很容易原谅那些所谓的让自己后悔或者自责的事情。

我们再来说原谅别人。

对于那些曾经伤害过我们的人，那些曾经给我们带来痛苦的人，甚至那些曾经给我们带来了极大创伤的人，我们是很难原谅的。比如对于自己的原生家庭，很多人原谅不了，因为他们觉得父母曾经给自己带来了太多创伤。小时候，如果父母没有给予你更多的帮助，甚至没有给你爱，那么你长大之后很可能会有很多对原生家庭的恨。如果你选择不原谅他们，那么你会带着这些内在的痛苦或者是怨恨长久生活下去。

还有一些情况可能是，有人欠了你的钱不还，或者是在情感上让你受到了一些伤害，你可能也会永远都不愿意原谅这个人。

在这里我想跟大家说，人生当中有时候原谅了别人，其实是为了让自己生活得更好，或者说不要去拿别人曾经犯过的错误来惩罚我们自己。

如果你能认知到这个层面，或者用这种思维去思考这些事情，你的生活就会好得多。

如果我们想更深入一步，从底层逻辑上去了解如何原谅这些事件或者人，那就不得不去提升认知。你的认知越高，你的痛苦就越少。

下面我跟大家讲一个例子，来说明怎么去原谅别人。

比如，一个孩子犯了错误，可能是摔坏了一件贵重的东西，甚至可能是打了别人家孩子，等等。这往往会让你当时很愤怒，而且短时间内没法平复。但也许过了一天、两天，愤怒的情绪平息之后，你可能会转念想道："嗨，他不就是个孩子嘛，他可能还没有能力去完全掌控自己的能量或者力量，所以才伤害到了周围的物品或人……"甚至你自己的孩子被别的孩子欺负了，可能过一段时间，你想明白之后，也会选择原谅对方。

为什么呢？

因为在这个冷静思考的过程中，你的认知改变了，包容心更大了，所以更容易去原谅他人了。你会觉得，原谅了这个人之后，你的心胸就更开阔了。

当然，这时你也会更开心了，不会一直陷在那个仇恨或者悲伤、痛苦的情绪里了。

要想原谅他人，我们的包容心要越来越大，认知要越来越高，这样才有可能真的去原谅。

当然还有一种情况是假装原谅，这个假装原谅其实就是我们说的忍让或者妥协。

当你没有真的从内心深处去接受这件事情的结果或者包容这个人时，你只是表面忍让了而已，这种假装的原谅其实会给你带来更多的负面情绪的能量淤堵。可能某一天夜深人静的时候，你会再次想起这件事情或这个人，你又会有很多的负面情绪涌上来。

所以，真正的原谅，在本质上就是接纳。

接纳之后，接下来你会发现原来的那些负面能量就转化了。

你可能会觉得，自己所受的伤害已经无所谓了，或者你甚至会感恩某些人给你带来的伤害。

当然，在我们没有办法提升认知、包容这件事情之前，我们谈这种所谓的接纳或者原谅是不太可能的。只有当我们的内心深处真的有了这个包容的能量，有了这个认知，我们才有可能真的去感恩那些曾经伤害我们的人。

总结一下，我们要想真正做到原谅他人，需要做到两点。

第一就是我们刚才说的，要从认知的层面去理解和了解这个人或者这个生命的成长过程。

第二就是要在情绪层面去处理。

如果你不处理，这些情绪一直会积累在你的内心深处，你会因为这些情绪再次充满怨恨。所以，我们需要用冥想的方式来处理那些自己曾经不愿意去原谅的情绪。

当心中充满怨恨和抱怨时——原谅的冥想练习

当我们无法原谅别人的时候，我们就会因此而感到痛苦、焦虑。而这些痛苦和焦虑会深深影响我们自己的生活，让我们无法轻装上阵、轻松前行。

学会原谅其实就是学会释放自己的情绪，学会放下自己的负担。冥想可以帮助我们释放这一份负担，让我们能够轻装上阵。

下面我们一起来做原谅的冥想。

原谅冥想的引导词

请以最舒服的姿势坐好或躺好。

保持脊柱直立。

闭上你的眼睛，放松你的身体。

我们来做深深的呼吸。

深深地吸气到肺底。然后，慢慢地呼气。

如果你的身体哪里还有些紧张，就让你的呼吸流经那里，带走你的紧张。

我们做几次这样的呼吸。

……

请观想，有一道来自宇宙的光从你的顶轮进入，沿着你的脊柱向下来到你的心轮。

请观想，有一股来自大地深处的能量从你的海底轮进入，沿着你的脊柱向上来到你的心轮。

请观想，来自宇宙的光与来自大地深处的能量在你的心轮处交汇、融合，形成一个能量团，慢慢旋转。

你可以观察一下，这是一个什么样的能量团？它是什么颜色的？

请让这个能量团在你的心轮处保持旋转运作。

……

接下来，我想请你邀请那个你依然还在怨恨的、放不下的人来到你的面前，进入你的冥想时空。

如果他已经来到了你的面前，请你观察一下。

他是什么样子的？他有什么样的情绪？

现在我想请你直面他，和我一起来默念以下的引导词：

"今天我邀请你来到我的时空，我想对你说，无论你曾经对我做过什么，都已经成为过去。我愿意将它彻底放下，不再纠缠。

"无论我曾经因为你而遭受了多么大的痛苦，那都已经成为过去，我愿意选择原谅，不再怨恨。

"我相信你有你的苦衷，也相信你并不是真的想伤害我，我们之间的纠葛已经过去，我愿意选择原谅，放过你，也放过我自己。

"我原谅你的一切，也原谅我自己。

"感谢你来倾听我的诉说，就让一切成为过去，就让一切都过去吧。

"我原谅你的一切，也原谅我自己。"

如果你愿意，你可以试着去拥抱他，然后你可以将他送出你的冥想空间。

接下来，我想请你再一次去感受你心轮的能量团的运作，感受这个能量团慢慢扩散，将能量充盈你的全身。

然后，你可以重新开始关注你的呼吸，关注你

的身体，收回你的意识。

当你的意识已经回归，你就可以慢慢睁开眼睛，回到当下的世界了。

扫码收听
原谅的冥想
引导词

在这里，我想跟大家分享一下，我第一次做这个冥想之后的感受。

第一次做原谅冥想之后，我痛哭了20分钟。其实这20分钟对我个人来讲是一次非常重要的释放。那20分钟之后，我突然发现自己特别轻松。后来我每每再想起这些人的时候，再也没有怨恨，没有任何抱怨和指责，反而我会觉得我能理解他们了。

反过来也是一样，当我原谅自己之后，我也会觉得我生命中的每一步都很有意义、很有价值，我也开始能够更加轻松地往前走了。

那么相信大家做完这个冥想之后，也一定能够释放掉自己内心当中积怨的情绪，更加轻松地重新走上自己的生命成长之路。

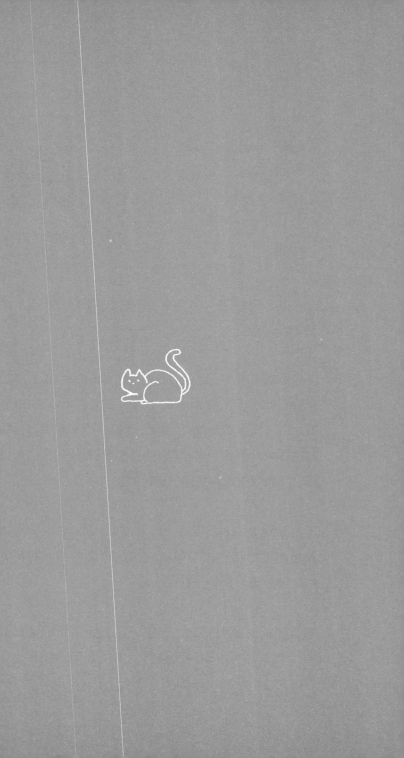

后 记

写在最后的话

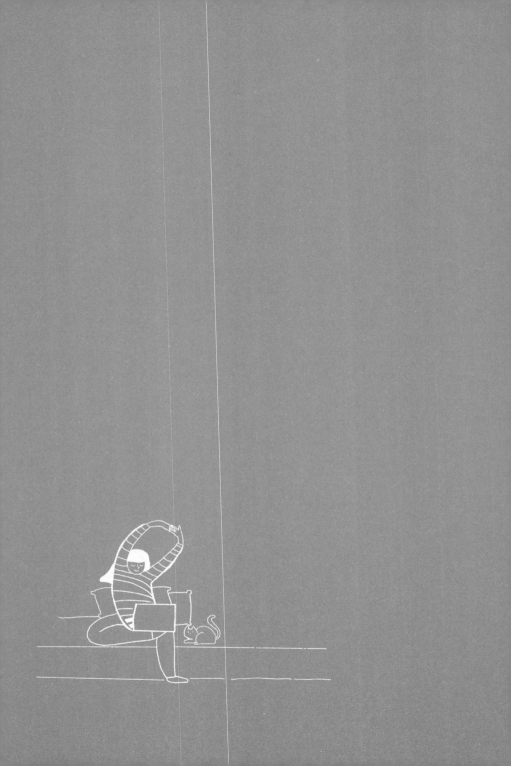

欢迎大家来到本书的最后一个部分。

这篇后记是一个总结，也是一个新的开始。

前面介绍的这些冥想方法，是为了让大家去处理日常的一些情绪。如果你在生活当中有需要，你可以重复去做这些冥想。

在生活当中，如果这些冥想能够帮你清理掉各种负面的能量，那么你的身体也会越来越通透。

如果觉得哪一个冥想特别适合你，或者你特别需要解决某方面的情绪问题，那么你可以根据自己的需要和感觉，有选择地重复去做某一个或几个冥想。

经过一段时间的冥想，如果你不再有那么深的心理感受或者身体感受了，没有那么多烦躁的情绪了，平时的睡眠也得到了改善，心境也相对平静了很多，那么你就可以跟着我们一起参加冥想的进阶课程了。

进阶的课程需要我们具备一些基础的能力，如果你在前面做好了准备，那么后面进阶的冥想会让你更容易去显化你想要的东西。

做这些进阶的冥想，我们可以连接更高维的智慧，让自己的身心更健康，跟自己的身体对话也会越来越容易。

本书介绍的这些方法，只是冥想的基础课，让我们学会用这样的方式去做冥想。我们还会持续不断地给大家提供更多这样的工具，让大家去改变自己的人生，提升自己对于情绪的把控能力，更顺利地去创造自己想要的未来。

后面我们还会推出一些认知层面的课程。希望大家除了从情绪层面去处理我们的能量状态之外，还能从认知层面去理解生命本身，理解痛苦本身，理解那些所谓的让我们生气、痛苦的一些人和事件本身。

当你的认知越来越高，你自身的能量状态越来越好的时候，你设想中的所有人生的美好场景都会在前面等着你。

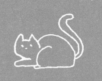